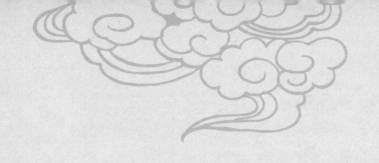

乳腺肿瘤
防治文献论要

李良松　编著　白杨华　刘飘红　整理

学苑出版社

图书在版编目（CIP）数据

乳腺肿瘤防治文献论要/李良松编．—北京：学苑出版社，2018.5
ISBN 978－7－5077－5450－6

Ⅰ．①乳…　Ⅱ．①李…　Ⅲ．①乳腺肿瘤－防治－文集　Ⅳ．①R737.9－53
中国版本图书馆 CIP 数据核字（2018）第 059740 号

责任编辑： 黄小龙
出版发行： 学苑出版社
社　　址： 北京市丰台区南方庄 2 号院 1 号楼
邮政编码： 100079
网　　址： www.book001.com
电子邮箱： xueyuanpress@163.com
销售电话： 010－67601101（销售部）67603091（总编室）
印 刷 厂： 北京画中画印刷有限公司
开本尺寸： 787×1092　1/16
印　　张： 7.5
字　　数： 144 千字
版　　次： 2018 年 5 月第 1 版
印　　次： 2018 年 5 月第 1 次印刷
定　　价： 58.00 元

前　言

　　本书的创意，源自一篇论文的编写。2009 年 5 月，首届中华名医名药高峰论坛组委会向我约稿，请我以古代恶性肿瘤的文献记载为题作大会学术报告。为此，我对历代关于"癌"字及恶性肿瘤的相关文献展开了较为全面的研究。通过对历代古籍的全面梳理，我有了惊人的发现，即古代关于恶性乳腺疾患的记载远远超过了其他各种疾病，无论在理论上、方药上、还是治疗上，都有着丰富和详细的论述。为此，当时就萌发了撰写一部关于古代乳腺肿瘤疾病的著作。

　　乳腺癌是当今发病率最高的肿瘤之一，中医在这方面积累了丰富的诊疗经验和防治方法。根据作者的整理，古代医学著作和非医学文献共有乳腺疾病的论述 6000 多条，其中论及恶性乳腺疾患达 400 多条，相当于古代恶性疾病记载总量的五分之二。本书共 8 章 12 万字，分别从文献研究、成病机理、预防原则、治疗方法、古代方剂、用药特色、饮食调养、佛医防治等方面展开论述。本书以古代文献记载为基础，并结合中医的诊疗特色进行系统研究和全面诠释，是一部简明实用的古法中医防治乳腺癌的专业著作。众所周知，乳腺疾患好发于中青年女性，恶性乳腺疾病日益增多，无效治疗、过度治疗和误诊误治的现象也时常发生，而且出现了年轻化、恶性化的趋势。因此，发掘和整理历代关于乳腺肿瘤治疗的成功经验和方法，制订出一整套具有中医特色的预防和治疗措施，这是一项非常紧迫和必要的学术工程，也是全民健康体系不可或缺的重要内容。

　　由于目力所限，还有不少关于恶性乳腺疾病的古代文献本书没有收录，还有不少的诊疗方法和特色方药没有得到进一步的发掘和利用，所有这些都将在今后的研究工作中不断弥补和提升。在这里，非常感谢白杨华、刘飘红两位学生的积极努力和付出。

李良松敬识

2018 年元旦于北京

目 录

第一章　乳腺癌的文献研究

一、癌字探源

现今一谈到癌字，人们普遍联想到癌症，也就是恶性肿瘤，但文字也是随历史发展而词义有所变迁，不同时期里癌字有不同意义。现引笔者《癌字探源》一文，详细论述癌字的具体含义，引文如下：

我国古代对于肿瘤的认识，可以追溯到殷商时期，当时就有将皮肤所生的赘物称之为"瘤"的记载。两汉以来，人们常将皮肤的硬肿之物形容为"喦"、"嵒"、"岩"、"碞"等，意为坚硬如岩石。到了宋代，又将皮肤溃烂如菜花状称之为"癌"，表示为硬肿之物溃败之状，因此，"癌"字最早表示为恶性的皮肤疾病。直至近现代时期，才将"癌"字作为恶性肿瘤的通称。现就"癌"字的文献记载考释如次。

1. 古代之文献记载

1.1 宋代关于"癌"字的文献记载　主要有吴彦夔（拙庵）的《传信适用方》、东轩居士的《卫济宝书》和杨士瀛的《仁斋直指》。

《传信适用方》载："消热毒、赤肿、疼痛不可忍。七圣散：黄芩（壹两去黑皮并心），大黄（壹分），白滑石（肆两），右（上）为末，用冷水调扫肿赤疼处，如干，即更扫。右（上）疮药方一宗，士大夫家多有之。括苍何氏始编刻于经验方，或云此方旧有已刻之太山石壁者。周子明提点传，一宗八道治五发：发脑、发鬓、发眉、发颐、发背，痈、疽、瘭、瘤、癌，一宗药保不死方。"

《卫济宝书》中的关于"癌"症记载有四条。一曰"夫痈患，属表骨髓不枯，易为医治；疽患，属里伤骨坏筋则难调理。经曰：一寸、二寸为痈，以上至一尺来许者为疽。其五发各有五色，起因瘭、癌、疽、瘤之四，发各有颜色，惟小者为痈，所治颇为易耳"。二曰"癌疾初发者，却无头绪，只是肉热痛。过一七或二七，忽然紫赤微肿，渐不疼痛，迤逦软熟，紫赤色，只是不破，宜下大车螯散。取之，然后服，排脓败毒、托里内补，等散破后，用麝香膏贴之，五积丸散疏风和气，次服余药"。三曰"黄芩散：洗疮肿烂处，化恶血脓汁，活血调荣卫。黄芩（二两），秦皮（真者）、莽草、细辛、白芷、川芎、黄连（各半两），羌活（一两半），右（上）为粗末，每用一两半。以猪蹄煮熟，去蹄，入前药煎数沸，通手以绵惹洗癌

1

疮，直至药冷为度。洗后使麝香膏贴，春冬一日一洗，夏秋一日两洗"。四曰"内消活关轻窍散，可同内解散间服。更将疽发中，金花散同煎。服如欲洗，亦用芎黄散，洗后用百花膏贴。如渐觉消退，未十分好，更服瘰中内托散、固济丸，再用瘰内秦皮散洗之，碧油五枝煎膏药贴之，不然使癌发内，作槟榔散亦得"。

《仁斋直指》中的关于"癌"症记载有三条。一曰："痈疽方论。痈疽五发，发脑、发鬓、发眉、发颐、发背是也。人之一身，血气周流而无间，稍有壅聚，莫不随所至而发见焉，又岂特五者而已哉。俗以癌、瘤、瘰附于痈疽之列，以是为五。岂知瘰与瘤、癌不过痈疽之一物，古书所载，仅有所谓瘰疽，则瘰亦同出而异名也。若癌、若瘤，前未之闻，合是以为五发其可乎？"二曰："癌（痈疽诸发此法通用）。发癌方论：癌者，上高下深，岩穴之状，颗颗累垂，裂如瞽眼，其中带青，由是簇头各露一舌毒根，深藏穿乳透里，男则多发于腹，女则多发于乳，或项，或肩，或臂，外证令人昏迷，治法急用萆麻子等药外敷，以多出其毒水，如痈疽方、中乳香膏、神功妙贴散是也，内则于小便利之。"三曰："痈疽癌瘰恶疮妙方：生发（烧留性三分），皂荚刺（烧带生二分），白及（一分）。右（上）细末干掺或井水调敷，皂荚刺能行诸药。"

1.2 元代关于"癌"字的文献记载　主要以危亦林的《世医得效方》（又名《外科精要》）的表述最为具体和翔实。

该书卷十九"疮肿科·总说"云："人之一身，血气周流则平。若冷热不调，喜怒不常，饮食不节，稍有壅聚则随所发见。痈、疖属表易治，疽、癌、瘰、瘤发属脏腑，发于脑背颐上最为难治。径一寸二寸为疖，三寸五寸肿圆赤为痈，八寸为疽癌瘤瘰，名各不同，其色亦异，有图见之。凡初觉罂聚结热、疼痛肿赤、痕瘢阔硬或见或不见，治之如拯溺救焚，不可缓也。若按而后痛者，其脓深小；按即痛者，其脓浅；按之软而复者，有脓；按之强而不复者，无脓；炊赤肿高者，为实；软慢冷肿者，为虚；初作宜宣热拔毒，外以洗涤角傅，以敛其痕瘢，是大要法也。已溃则排脓止痛，朝夕亦洗涤，以舒其毒气，脓尽则生肌傅痂，次第施治，不可仓皇失序，亦不可拘一，酌量轻重，形证逆顺，寒则温之，热则清之，虚则补之，实则泻之，导以针石，灼以艾炷，破毒攻坚，以平为期。其有五善证者，饮食如常一善，实热而小便涩二善，肌肉好恶分明三善，用药如所科四善，外无杂证五善。七恶证者，渴而喘大小便滑一恶，内未溃肉黑而陷二恶，已溃青腐筋骨黑三恶，发背透膜四恶，未溃肉先溃面青五恶，发痰六恶，发吐七恶……瘰疬生于项腋之间，凡人少小以来动辄蓄怒或忧思惊恐、抑郁不伸，遂致结核，日积月累，风热毒气聚焉。于是肿湿开疮，起伏无已，甚则牵连腋下，延蔓心胸，外证寒热往来，或痛或不痛，治之须用斑蝥、地胆，使其根从小便中出，或如粉片或如块血或如烂肉，皆其验也。治疗不早，则无及矣。"

1.3 明代关于"癌"字的文献记载　以朱橚的《普济方》和李时珍的《本草纲

目》最为具体和全面。

《普济方》中的关于"癌"症记载有 7 条，其中第 288 卷 6 条，290 卷 1 条。

其一曰："治癌方：癌者，上高下深，岩穴之状，颗颗累垂，裂如瞽眼，其中带青由是，簇头各露一舌，毒根深藏，穿乳透里。男则多发于腹，女则多发于乳，或项，或肩，或臂，其证令人昏迷，治法急用草麻子等药外敷，多出其毒水，如痈疽方中乳香膏，神效妙贴散是也。内则于小便利之。"

其二曰："向子明提点传一宗八道。治五发：发脑、发鬓、发眉、发颐、发背，痈、疽、瘭、瘤、癌，一宗药保不死方。凡觉寒热，疮已现发，渴即是其证，先用车螯散：紫背大车螯（一名车蛾也），每个用草先扎定，上用盐泥固济，日干，簇火煅之，候通红半时辰许，灭火，候通手取，敲去泥以器皿合，在净地上出火毒，半日许，冷碾，罗为细末砂，合收甘草炙碾为末，轻粉，右（上）每服抄车螯末二钱，甘草末一钱，轻粉炒五分（温），麦门冬熟水调下。五更初服，至日出时，候大便不痛下，青绿苔或如黑煤恶物下也。次用一生黄土细研砂半钱，研入蒜三瓣细烂捣，捏薄作三饼子，不拘大小坐于疮头上，用伏道熟艾灸之百壮，少歇与饮食喫，再灸之三五十壮也。"

其三曰："大车螯散：治癌、瘭、瘤、疽四般未破者，痈不用此。如已破者，只用五积散疏利风气，然后服诸药。大紫色车螯（一合黄泥固干火煅通赤去泥末之）、大戟芫花（醋炒）、甘遂、甘菊、槟榔、大黄、黄芩、漏芦腻粉（一分）。右（上）捣为末，每服二钱，车螯末二钱，粉一钱，五更瓜蒌煎服，良久下恶物脓血，不妨自止，后生壮者，加一服，老弱量与。"

其四曰："内补散：癌已破，脓多疮烂，肉未生者。附子（炮一两），白姜（一两），人参、甘草（三钱），陈皮、麻黄、官桂（半两）。右（上）为末，一钱葱煎，食前服，去脓血，退寒热，生肌。"

其五曰："内消散：癌已破、未破，去脓止痛、退寒热、进食、去瘀血。红内消（何首乌红者一两），玄参、苦参、蔓荆子、威灵仙（半两），甘草节、赤小豆（三分）。右（上）为末，每服二钱，麦门冬汤酒任下，日五服。"

其六曰："黄芩散：癌疮烂肿，化恶脓、止痛、活血，以此洗之。黄芩（五钱），羌活（五钱），细辛、白芷、蔄草、秦皮、川芎、黄连（三两）。右（上）为散，每一两半，雄猪蹄水二升，煎半去油滓，煎药滤清，冷洗，春冬月一洗，夏日再，麝香膏贴之。"

其七（卷 290）曰："桃花散。癌，疮口未敛、瘀血多，用此敛之。黄丹（隔纸炒一两），明硫黄（三分炒），茱萸（三分），腻粉（四钱）。右（上）为末，麻油调敷，湿则干粉。"

《本草纲目》中的关于"癌"症记载有 2 条。

第 35 卷下曰："癌瘭恶疮：皂角刺，烧存性，研白及少许，为末敷之——直指方。"第52卷载："瘰癧恶疮：生发灰，米汤服二钱，外以生发灰三分，皂荚刺灰二分，白及一分，为末，干掺或以猪胆汁调——直指方。"

2. 当今认识上的误区

关于"癌"字，《康熙字典》及历代的字书中都没有记载。现以《汉语大字典》、《辞海》和《新华字典》的解释最有影响、最为权威性。但这3部工具书都存在一个共同的问题，就是对"癌"字的本义和古代的文献记载只字不提。

《汉语大字典》湖北辞书出版社1990年版云：癌，ái，旧读 yán。病名。恶性肿瘤。鲁迅《书信·致许钦文（一九二五年九月二十九日）》："（内子）现在颇有胃癌嫌疑。"董必武《学焦裕禄同志》："长报肝癌痛，劳累捐其躯。"

《辞海》中华书局1979年版云：癌瘤，简称"癌"。由于上皮细胞所形成的恶性肿瘤，占所有恶性肿瘤的绝大多数。常见的有鳞状细胞癌，腺癌，未分化癌，基底细胞癌等。多发生于胃肠道，肝，肺，子宫颈，乳腺，鼻咽，皮肤等处。转移途径多数通过淋巴管，少数则经血流。转移部位：一般先至局部淋巴结，晚期可转移到远处器官，如肺，肝，骨，脑等。根据癌瘤的性质，部位和有无转移，采用各种治疗方法，包括手术，放射，药物等。早期诊断治疗极为重要。

《新华字典》商务印书馆2013年第10版云：癌，ái，（旧读 yán）。生物体细胞由于某些致癌因素的作用，变成恶性增生细胞所形成的恶性肿瘤如胃癌、肝癌。

从以上3部权威工具书中不难看出，根据字形唯远、字义追源的原则，特别是像《康熙字典》《汉语大字典》等大型字书，理应记载和考释"癌"字，并且必须将其字形与字义追溯到最远的时代。但令人感到缺憾的是，《康熙字典》的编纂者或是目力所及之限，或是认为"癌"乃不规范的俗字，故没有将之列入该字典之中。对于《汉语大字典》的说法，更是令人不能接受。因为该字典是我国迄今为止收字最全、规模最大的汉语大字典，必须上溯甲骨、钟鼎，中及历代音韵训诂，下及民间俗字，凡历代典籍中所出现的文字当全悉收录、靡不赅备。但该大字典将鲁迅1925年的书信所提之病名作为"癌"字之源或例证之首，这是我们所难以理解和接受的。

3. 考证与释要

根据古代文献的记载，"癌"字的本义有三：一指恶疮，《卫济宝书》《本草纲目》有"癌疮"、"恶疮"的记载；二是指顽固性、迁延性的皮肤疾病，《卫济宝书》《仁斋直指》《世医得效方》《普济方》等将"瘰、癌、疽、瘤"列为四种难治之症；三指恶性肿瘤，《仁斋直指》《普济方》云"癌者，上高下深，岩穴之状，颗颗累垂，裂如瞽眼"。这里将"癌"形容为菜花状的恶性增生赘物，当属恶性肿瘤之类。

作为恶性肿瘤的"癌"字，古时又称为"岩"，意为肿物增生、硬如磐石。最早论述"岩"（"嵒"，"嵓"等）与疾病之关系，当首推《黄帝内经·素问》卷廿

一、廿二有"岩谷"为湿为土之论。但将"岩"作为类似于今之肿瘤的恶性疾患，始于宋代，盛于明清。朱丹溪在《格致余论·乳硬论》中写道："乳房，阳明所经……忧怒郁闷，昕夕积累，脾气消阻，肝气横逆，遂成隐核，如大棋子，不痛不痒。数十年后，方为疮陷，名曰奶岩。以其疮形嵌凹，似岩穴也，不可治矣。若于始生之际，便能消释病根，使心清神安，然后施之以治法，亦有可安之理。"明代名医薛己在《薛氏医案》中记载了6条岩症之医论和医案，如卷三之"乳痈乳岩"载："乳岩属肝脾二脏，郁怒，气血亏损，故初起小核结于乳内，肉色如故，其人内热、夜热、五心发热、肢体倦瘦、月经不调，用加味归脾汤、加味逍遥散、神效瓜蒌散，多自消散。若荏苒，日渐大，岩色赤，出水腐溃，深洞，用前归脾汤等药可延岁月。若误用攻伐，危殆迫矣。"卷十四"乳痈乳岩结核"（妇人症见《妇人良方》《女科撮要》）云："若郁怒伤肝脾而结核，不痒不痛者，名曰乳岩，最难治疗。苟能戒七情、远厚味、解郁结、养气血，亦可保全。""乳岩初患，用益气养荣汤、加味逍遥、加味归脾可以内消，若用行气破血之剂，则速其亡。"

此外，《外科理例》《名医类案》《赤水玄珠》《证治准绳》《先醒斋广笔记》《神农本草经疏》《景岳全书》《医宗金鉴》《绛雪园古方选注》《续名医类案》等文献对"岩"症也都有十分翔实的记载。《外科理例》载："一妇久郁，右乳内结，三核年余不消，朝寒暮热，饮食不甘，此乳岩也。乃七情所伤，肝经血气枯槁之证，宜补气血，解郁结，遂以益气养荣汤百余剂，血气渐复，更以木香饼灸之，嘉其谨，疾而消（此因症因情也）。"《名医类案》卷九载："一儒者，顶患肿硬，乃用散坚、行气、化痰、破血之剂，肿硬愈甚，喘气发热、自汗盗汗、形体倦怠、饮食少思。薛曰：此属足三阴亏损，当滋化源，彼惑惑论，乃用追蚀，患处开翻六寸许，巉岩色赤，日出鲜血，三月余矣。肝脉弦洪，紧实。薛用十全大补汤加麦冬、五味五十余剂，诸症稍得，血止三四；复因怒，饮食顿少、血自涌出，此肝伤不能藏血，脾伤不能摄血，乃用补中益气为主加五味、麦冬，饮食渐进，其血顿止，再以六味丸加五味常服，疮口渐敛。"《景岳全书》卷四十六载："伍氏云：痈疽之疾，有二十余证，曰燎发、瘤发、石发、岩发、蜂窠发、莲子发、椒眼发、连珠发、竟体发、肠痈内发、脑背发、眉发、腮颔发、肺痈瓜瓠发。大率随病浅深内外施治，不可迟缓。初发如伤寒，脉浮而紧是其候也。"《御纂医宗金鉴》卷六十六"乳岩"亦曰："乳岩初结核隐疼，肝脾两损气郁凝。核无红热身寒热，速灸养血免患攻。耽延续发如堆栗，坚硬岩形引腋胸。顶透紫光先腐烂，时流污水日增疼。溃后翻花怒出血，即成败证药不灵。"

从上述所引的文献可以看出，古代医学文献中所谓的"岩"，除了有痈疽迁延日久而形成的顽固之症的意思外，主要是针对皮下、局部的恶性增生之肿物，且伴有全身症状而言，因此，"岩"与"癌"在明清时期往往通假使用。古代的"癌"字，除了包含上已述及的3种具体的含义外，也是恶性、迁延性硬肿之物的通称。

直至近现代时期，伴随着西方医学的传入和对疾病认识的深化，"癌"字才逐渐成为恶性肿瘤的专用文字和词语。

二、乳腺癌概况

乳腺癌是危害女性健康的重大疾病，其发病率呈逐年上升趋势。据资料显示，在世界范围内，妇女乳腺癌新患人数年均约 120 万，大约有 50 万妇女死于乳腺癌。乳腺癌发病率以西方国家，如美国、加拿大及西欧等国最高，东欧及南欧国家次之，亚洲、非洲和拉丁美洲等国家最低。美国为乳腺癌的高发国家，其妇女乳腺癌发病率从 1980 年的 84.8/10 万迅速上升到 1987 年的 112.4/10 万，上升了 32.5%，之后一直持续在每年 110/10 万的高水平。我国虽属乳腺癌低发区，但近年来发病率也呈明显的上升趋势。我国乳腺癌的发病率目前尚缺乏全国范围的统计资料，据天津市的流行病学调查资料显示，1981—1982 年间，女性乳腺癌的发病率为 18.20/10 万，1988—1992 年高达 24.94/10 万，增加了 37%。上海市女性乳腺癌发病率 1981—1982 年为 18.8/10 万，1990 年上升为 28.5/10 万，增加了 51.6%，1999 年已上升到 52.98/10 万，居于女性恶性肿瘤的首位。由乳腺癌所导致的病死率亦呈逐年上升趋势，据资料统计，天津市 80 年代女性乳腺癌病死率介于 6.0/10 万 ~ 7.2/10 万之间，北京市 1991 年乳腺癌病死率为 6.40/10 万，上海市 1990 年女性乳腺癌病死率为 11.2/10 万。我国乳腺癌表现为一定区域的高发性及在一定人群中聚集现象的特点，即沿海地区高于内地，经济发达地区高于落后地区，城市高于农村，机关、事业和知识妇女群高于一般群众。此外，从上海市的乳腺癌发病情况来看，乳腺癌的发病表现出三大特点：其一，发病率明显上升；其二，发病高峰年龄提前，即患者年龄明显年轻化倾向，35 岁组在 1976 年为 19.6/10 万，1986 年已达到 33.8/10 万；其三，发病高峰持续时间延长，发病高峰年龄从 1976 年的 45 ~ 60 岁发展到 1996 年的 35 ~ 70 岁。可见，我国女性乳腺癌的发病率及病死率日趋增高，已对妇女的身体健康构成了严重的威胁。

目前西医治疗乳腺癌的手段是以手术为主，配合放化疗及内分泌治疗等的综合疗法，治法尚未完善，有许多患者会发生复发、转移，而且放化疗的不良反应及药物的耐药也成为许多患者治疗上的阻碍，所以中药在乳腺癌的治疗方面的作用日渐受到重视。古代的医家通过长期的临床实践，对乳腺癌的预防及治疗积累了宝贵的经验，他们对乳腺癌已经有了较完整的认识，从对疾病名称、症状，到对乳腺癌病因病机的阐述，以及对其预防、治疗、调养等方面均有较丰富的文献记载。中医在治疗乳腺癌方面具有独特的优势，通过中医的治疗，可以调节机体的免疫力，减少并发症，减轻放化疗的毒副作用，增加疗效，减少癌症的复发转移，提高患者生活质量。

现就历代中医文献中对于乳腺癌的论述进行整理、总结和分析，总结历代医家对乳腺癌症状描述，对乳腺癌病因病机的认识，及治法治则和用药规律，以求从整体上更全面的认识乳腺癌，为临床治疗乳腺癌提供更多的方法和思路。

现代乳腺癌的定义是乳房部位出现无热、无痛，皮色不变而质地坚硬的肿块，推之不移，表面不光滑，凹凸不平，或乳头溢血，晚期破溃后凸如泛莲或菜花，或凹略如岩穴。中医文献中符合西医该种描述的内容甚多，只是各个朝代对其命名均有不同，如：乳石痈、石痈、石奶、乳癌、乳石、乳栗、乳岩、奶岩、奶栗、乳痞、乳中结核、乳疳、乳节、妒乳、审花奶、翻花奶、翻花石榴、石榴翻花发等。根据书中的描述记载，可将它们与现代西医的乳腺癌对应。

在古代中医文献中，乳腺癌最初归属为痈疽类疾病，早期被称为"乳石痈"，对于乳腺癌的记载，目前公认最早见于东晋时期葛洪所著的《肘后备急方·治痈疽妒乳诸毒肿方》，其中记载了乳腺癌的基本症状特点："石痈结肿坚硬如石，或如大核，色大变，或做石痈不消"、"若发肿至坚而有根者，名曰石痈"。

隋代巢元方的《诸病源候论·石痈候》中也有对石痈有所记载："石痈者，亦是寒气客于肌肉……其肿结确实，至牢有根，核皮相亲，不甚热，微痛，热时自歇……久久热气乘之，乃有脓也。"在《诸病源候论·乳石痈候》详细描述了乳腺癌的症状特点，并将乳腺癌命名为乳石痈，进一步明确乳腺癌特征："乳石痈之状，微强不甚大，不赤，微痛热，热自歇……有下于乳者，其经虚，为风寒气客之……而寒多热少者，则无大热，但结核如石，谓之乳石痈"，这些记载与现代乳腺癌描述的肿块坚硬如石、与皮肤粘连、皮肤表面无红肿热痛等症状表现相一致。

唐代孙思邈在《备急千金要方》中提到"妇人女子乳头生小浅热疮，搔之黄汁出……百种治不瘥者，动经年月，名曰妒乳"，所谓"妒乳"，与临床上比较少见的乳房湿疹样癌的症状相似，具有慢性湿疹样改变，乳部皮肤发红、糜烂、渗液、奇痒等特点。

宋朝时期，首次出现了"乳岩"这一名称。南宋的陈自明在《妇人大全良方》记载，"若初起，内结小核，或如鳖棋子，不赤不痛，积之岁月渐大，巉岩崩破，如熟石榴，或内溃深洞，血水滴沥，此属肝脾郁怒，气血亏损，名曰乳岩，为难疗"，描述乳腺癌的发展演变及预后，而且指出了乳岩的病因为肝脾郁怒，气血两虚。此后乳岩成为古代文献中描述乳腺癌的最常见名称，如清代程国彭所著《医学心悟》中记载："若乳岩者，初起内结小核如棋子，不赤不痛，积久渐大崩溃，形如熟榴，内溃深洞，血水淋沥，有巉岩之势，故名乳岩。"又如现代李曰庆主编的《中医外科学》对乳腺癌的描为："乳岩是指乳房部的恶性肿瘤，相当于西医的乳腺癌。其特点是乳房部出现无痛、无热、皮色不变而质地坚硬的肿块，推之不移，表面不光滑，凹凸不平，或乳头溢血，晚期溃烂，凸如泛莲，是女性最常见的恶性肿瘤之一。无生育史或无哺乳史的妇女，月经过早来潮或绝经期愈晚的妇女，及有乳腺癌家族史的妇女，乳腺癌的发病率相对较高。"均沿用了南宋陈自明所提出的

"乳岩"这一病名。

元代的朱丹溪在《格致余论·乳硬论》中提出奶岩："……忧怒郁闷，昕夕积累，脾气消阻，肝气横逆，遂成隐核，如大棋子，不痛不痒，数十年后方为疮陷，名曰奶岩。以其疮形嵌凹似岩穴也，不可治矣。"朱丹溪根据该病的症状、局部病灶特点，将乳腺癌命名为奶岩，并说明了疾病的预后，将乳腺癌的病因总结为肝郁脾虚。

明代《普济方·妇人诸疾门·乳痈附论》中又提出辅奶、石奶、审花奶等名称："有辅奶，又名石奶，初结如桃核，渐次浸长至如拳如碗，坚硬如石，数年不愈……则如开石榴之状，又反转外皮，名审花奶。年四十以下，间有可治者；五十以上，有此决死。如未破以前，不如不治，以听其终天年。"将乳腺癌初期被称为石奶，进展破溃后又称为审花奶，这些都是乳岩的别名。

清代顾世澄所著的《疡医大全》中记载："乳岩乃性情每多疑忌，或不得志于翁姑……失于调理，忿怒所酿，忧郁所积，浓味酿成，以致厥阴之气不行，阳明之血腾沸，孔窍不通，结成坚核，形如棋子……或因岁运流行，或因大怒触动，一发起烂开如翻花石榴者，名曰乳栗。凡三十岁内血气旺者可治，四十以外气血衰败者难治。"将乳栗作为乳岩的又一别称，即乳岩破溃后恶肉外突如石榴状者。

清代祁坤的《外科大成》中提到"乳中结核，如梅如李……亦乳岩之渐也"，清代吴谦的《医宗金鉴·外科心法要诀·乳中结核》中发挥其论述："自乳中结核起，初如枣栗，渐如棋子……年深日久，即潮热恶寒，始觉大痛，牵引胸腋……形如堆栗，高凸如岩，顶透紫色光亮，肉含血丝……有时涌冒臭血，腐烂深如岩壑，翻花突如泛莲……若复因急怒，暴流鲜血，根肿愈坚。期时五脏俱衰，即成败症，百无一救。"书中还以歌诀的形式描写道："乳岩初起核隐痛，肝脾两损气郁凝，核无红热身寒热，速灸养血免患攻，耽延续发如堆栗，坚硬岩形引腋胸，顶透紫光先腐烂，时流污水日增疼，溃后翻花怒出血，即成败证药不灵。"将乳中结核作为乳岩的又一名称。

男性乳腺癌虽较为罕见，但在古代的文献中已经有关于男子患乳腺癌的记载。明代王肯堂的《证治准绳》中对男性乳腺癌有如下记载："左乳侧疮口大如碗，恶肉紫黯，嶙峋嵌深，宛如岩穴之状，臭不可近……夫男子患乳岩者少矣，其起又甚微渺，而三为盲医所误遂至此。"《外科正宗·下部痈毒门·乳痈论》中将男子的乳腺癌称为"乳节"，描述为"又男子乳节，与妇人微异，女损肝胃，男损肝肾……以致肝虚血燥，肾虚精怯，血脉不得上行，肝经无以荣养，遂结肿痛"，对男女乳腺癌的病因及病机做出鉴别。

虽然古代文献中根据乳腺癌不同表现对其命名有所不同，但为了方便，故大部分均采用了乳岩这一记载。乳岩的病名体现了病位在"乳"的特征，而且"岩"突出了其肿块坚硬如石的主要乳腺癌特点，较其他名称更为合适，故能沿用至今。

三、历代乳腺癌记载梳理

1. 秦汉时期

关于乳腺癌相似症状的记录最早见于《黄帝内经》的《灵枢·痈疽篇》："疽者，上之皮夭以坚，上如牛领之皮。"文中"牛领之皮"与现代临床描述的"橘皮样"改变相一致。

2. 魏晋至隋唐时期

在秦汉时期观点的基础上，晋隋唐时期的医家对乳腺癌的认识进一步深化，并提出了多种治疗方法，该时期的古籍中有关于理、法、方、药等方面的记载进一步完善，逐渐形成了相对较完整的理论体系。

西晋皇甫谧（215—282）在《针灸甲乙经》卷十二的"妇人杂病等第十"中记载了针灸治疗乳痈和妒乳。其中关于乳痈的记载："乳痈，凄索寒热，痛不可按，乳根主之"、"乳痈，太冲及复溜主之"、"乳痈有热，三里主之"。关于妒乳的记载："妒乳，太渊主之。"第一次提出了针灸治疗乳腺癌类相关疾病，并指出乳根、太冲、复溜、太渊、足三里等穴位可以治疗乳腺疾病，这对后世产生了深远的影响。

中医文献中有关乳腺癌的记载最早出现于公元 4 世纪的东晋葛洪（284—363）所著的《肘后备急方》中。葛洪在《治痈疽妒乳诸毒肿方》一篇中有"若恶核肿结不肯散"、"痈结肿坚如石，或如大核，色不变，或做石痈不消"、"若发肿至坚而有根者，名曰石痈"等，这里仍将其归入痈疽类疾病，文中描述了乳腺癌肿块的石样硬度的特点。同时，葛洪还记载了内服、外涂的方药，可以说是对乳腺癌方药治疗的最早记录。如葛氏治妇女乳痈妒肿："削柳根皮捣熟，火温，帛囊贮熨之，冷更易，大良"、"又云二三百众疗不差，但坚紫色者，用前柳根皮法云，熬令温，熨肿，一宿愈"、"若恶核肿结不肯散者，吴茱萸、小蒜分等，合捣敷之。丹蒜亦得。又方，捣鲫鱼以敷之"。在治疗手段上有所提高，同时也有疾病病势发展的记载，如："凡乳汁不得泄，内结，名妒乳，乃急于痈。"

南朝齐龚庆宣（生卒年不详）的《刘涓子鬼遗方》中记载了乳痈、乳发、妒乳等乳腺癌相关疾病的多种内服方药。关于乳痈的记载："治乳痈，已服生地黄汤，取利后服此淡竹叶汤方。"关于发乳的记载："治发背痈及发乳，兼味竹叶汤下"、"治痈疽，发背、妒乳，大去脓后，虚惙少气欲死，服此远志汤方"。关于妒乳的记载："治妇人妒乳，辛夷汤方"、"治妇人妒乳生疮，雌黄膏方"。关于乳结肿的记载："治妇人客热，乳结肿，或溃或作痛，内补黄芪汤方。"

隋代医家巢元方（生卒年不详）集历史诸著作及自身医疗经验，撰写出《诸病源候论》，较为完整的介绍了乳房疾病，书中记录了乳肿、妒乳、乳痈、乳疮、疽发乳、乳结核、乳石痈等乳房病，描述了乳腺癌相关疾病的病因病机及症状表现，他在书中的"乳石痈候"中详细描述了乳石痈的形态、临床表现及病因病机。如

"石痈者，亦是寒气客于肌肉，折于血气，结聚所成，其肿结确实，至劳有根，核皮相亲，不甚热，微痛，热时自歇，此寒多热少，坚如石"，说明乳石痈的临床特点是乳房肿块坚硬如石，而且对肿块与皮肤粘连的表现特征做了准确又形象的描述，称之为"核皮相亲"，用词准确精当。"乳石痈之状，微强不甚大，不赤，微痛热，热自歇，是足阳明之脉，有下于乳者，其经虚，为风寒气客之，则血湿结成痈肿，而寒多热少者，则无大热，但结核如石，谓之乳石痈。"这里用"乳石痈"以区别于一般痈证，被认为是后世医学文献中"奶岩"、"乳岩"、"乳癌"等名称的起源。在病因方面，遵从《黄帝内经》中的外邪"风寒气"和正气不足"经虚"两方面的因素致病的认识。在病机方面，概括为气滞血瘀和寒多热少，还提出了乳房归属足阳明胃经的论点。

唐代为中国医学史上的一个鼎盛时期。孙思邈编纂了我国最早的一部临床实用百科全书《备急千金要方》，该书记载了一些特殊的乳腺癌表现，如妒乳，其症状、诊断及治疗载为："妇人女子乳头生小浅热疮，痒，搔之黄汁出，浸淫为长百种，治不瘥者，动经年月，名为妒乳……宜以赤龙皮汤及天麻汤洗之，敷二物飞乌膏及飞乌散佳。若始作者，可敷黄芩漏芦散及黄连胡粉散并佳。"从"乳头浅热疮"和"搔之黄汁出"的症状描述，及"百种治不瘥者"的预后来看，"妒乳"相当于现今的乳头湿疹样癌。治疗上取用轻粉为主的飞乌膏方，以及用黄连、胡粉、水银，黄连为末，与胡粉相和，水银细散入粉中，敷于乳房湿疹处是一种有效的外治法。又载"妇人乳生疮，头汁出，疼痛欲死不可忍，鹿角散方：鹿角三分，甘草一分，上二味，治下筛，和鸡子黄于铜器中，置于温处，灸上敷之"，记载了鹿角粉外敷可以治疗乳房生疮，对后世阳和汤的创立产生影响。

唐代王焘（约670—755）所著《外台秘要》的"乳痈肿方"中记载："乳痈大肿坚硬，赤紫色，衣不得近，痛不可忍。"该文献记载近似于炎性乳腺癌或重症乳部疏松结缔组织炎，可见其对症候观察之仔细，并载有治法："大黄、芍药、楝实、马蹄等分。右（上）四味，为散，酒服方寸匕，覆取汗，当睡着，觉后肿处散不痛，经宿乃消，百无失一，明晨更服一匕，忌冲风、热食。"另有治疗乳痈肿，消核的记录："《深师》疗乳痈肿，消核，芍药散方。"书中还记载许多难治性或久治不愈的乳痈方药。可见，魏晋至隋唐时期的医家开始注重对单病种的病因病机分析及治疗，逐渐重视内外法并用治疗乳腺癌，已经出现了外用的膏剂、散刻以及洗剂，局部外敷的药物多以清热解毒、去腐生肌之品为主。西晋皇甫谧为发展经络学说思想做出了巨大贡献，同时为中医治疗乳腺癌开辟了针灸疗法，这对后世医家影响甚大。唐代的孙思邈和王焘亦对中医治疗乳腺癌的发展做出了贡献，在特殊类型乳腺癌的诊断和治疗方面至今仍有许多实用价值。

3. 宋金元时期

宋金元时期的中医学向着各个方向发展，出现了百家争鸣的新局面。在这种背景下，宋金元时期的医家对乳腺癌的认识进一步深化，对乳腺癌病因病机的分析、辨证论治、转移及预后方面有了更详细的记载。该时期的医家针对不同的病机、证候进行辨证论治，创制了不少疗效显著的方药，为后人留下了宝贵的文献资料。

金代窦汉卿（1186—1280）在《疮疡经验全书》中提到青年妇女也有乳腺癌的发生，曰"已嫁未嫁皆生"，并且提出了"阴极阳衰"病机学说，认为乳岩的病机是阳气不足，导致阴寒过盛，寒痰凝聚而形成。"此毒阴极阳衰，奈虚阳结而与血无伤，安能散，故此血渗于心经，即生此疾"，该"阴极阳衰"学说对后世医家影响深远，他们根据其论述，结合乳腺癌肿块坚硬如石的临床表现特点，认为此乃"阴毒"，非一般火毒。同时，窦氏还提出了早治早愈的诊治思想，"早治得生，若不治，内溃肉烂，见五脏而死"，这与现代"三早"方针防治肿瘤相一致。

南宋陈自明（1190—1270）在《妇人良方》中较完善地描述了乳腺癌的特点："若初起内结小核，或如鳖棋子，不赤不痛，积之岁月渐大，巉岩崩破，如熟榴，或内溃深洞，血水滴沥，此属肝脾郁怒，气血亏损，名曰乳岩，为难疗。"陈自明指出乳岩初起之时"不赤不痛"，这是乳腺癌与乳腺增生较典型的鉴别标志之一，并形象的用"熟石榴"来形容晚期乳腺癌破溃后的状况。陈自明正式提出"乳岩"一词，后世医家多沿用"乳岩"之病名。陈氏认为郁怒伤肝、气血不和、脏腑功能失常为该病的病因病机，他开创了外科疾病辨证施治的先河："治法，焮痛寒热，宜发表散邪；肿焮痛甚，宜疏肝清胃；或不作脓，脓成不溃，宜用托里；或肌肉不生，脓水清稀，宜补脾胃；或脓出反痛，恶寒发热，宜补气血；或肿焮作痛，晡热内热，宜补阴血；或饮食少思，时作呕吐，宜补胃气；或饮食难化，泄泻腹痛，宜补脾气；或劳碌肿痛，宜补气血。怒气痛肿，宜养肝，慎不可克用伐之剂，复伤脾胃也。乳岩初患，用益气养荣汤，加味逍遥散、加味归脾，可以内消，若用行气破血之剂，则速其亡。"其在治疗上注重使用益气补脾，疏肝理气之剂，反对攻伐破血之品。另外，他所著的《外科精要》是祖国医学史上最早以"外科"命名的外科专著，书中反对单纯局部治疗，而提倡"内外合一"多种方法结合的综合疗法，该方法对控制病情，尽早治愈有着重要意义，对后世外科的发展产生了重大的影响。

元代朱丹溪（1281—1358）所著《格致余论》中提出"乳房，阳明所经，乳头，厥阴所属"这一著名观点，这对于认识乳腺癌的病机、临床证候和辨证施治都起了很大的作用。因为乳房是足阳明胃经和足厥阴肝经所过之处，所以其发病多与肝胃二经有关，因而也应多从肝胃二经论治。后人将其临床经验整理成《丹溪心法》，书中提出了"奶岩"的病因病机、临床症状及治法，"若不得于夫，不得于舅姑，忧怒郁闷，昕夕积累，脾气消阻，肝气横逆，遂成隐核如大棋子，不痛不痒，数十年后方为疮陷，名曰奶岩，以其疮嵌凹似岩穴也，不可治矣。若于始生之际，便能消释病根，使心清神安，然后施之治法，亦有可安之理。"朱氏根据发病部位和肿块特征等来命名，从"奶岩"的临床表现及不良预后可知相当于乳腺癌。他认为该病的形成与情志不畅、忧怒郁闷有关，治疗上应注意调畅情志。朱氏也注重早治早愈的诊治思想，认为至晚期乳房溃烂则不可治。他还对乳病的药物选用有明确的论述："疏厥阴之滞，以青皮；清阳明之热，细研石膏；行污浊之血，以生甘草之节。消肿导毒，以瓜蒌子。或加没药、青橘叶、皂角刺、金银花、当归，或散或汤，或加减，随意消息，然须以少酒佐之。"肝主疏泄而能调节乳房的正常生理功能，若情志内伤，肝失疏泄，则导致乳络不通壅滞成疾，治疗以"疏厥阴之滞"即疏理肝气为重，现代临床用药亦常选青皮等疏肝理气之品治疗乳腺癌。胃乃多气多血之腑，若毒邪蕴结，而易郁而化热，治疗当须"清阳明之热"，临床对乳痈所致的发热常选石膏等清胃之药，可见，朱氏对乳房疾病的有独到的研究和阐述。在方剂上创制青皮甘草汤："遂以《本草》单方青皮汤，间以加减四物汤，行以经络之剂，两月而安。"该方对后世颇有影响，现代临床仍多有加减应用。

宋金元时期的医家在治疗乳腺癌方面长于内治，方药上多选用具有益气补脾、疏肝理气等功效的益气养荣汤、逍遥散、归脾汤、四物汤等。该时期医家对于乳腺癌的认识和治疗有诸多创新点，如：金代窦汉卿提出的"阴极阳衰"病机学说，南宋陈自明创外科辨证施治之先河，元代朱震亨对乳病药物选用之详细，而且该时期医家比较重视情志疗法，注意调节情志，并开始将对症治疗与辨证治疗相结合。总体上而言，由于宋金元时期医家对乳腺癌认识的发展和完善，推动着中医对乳腺癌的防治趋向成熟阶段，为中医治疗乳腺癌的发展做出了不可磨灭的贡献。

4. 明清时期

明清时期，医家充分继承前代医家的学术思想，结合自己临床的实践经验，发现前人不足，寻求新的发展。此时期思想活跃，学术争鸣，伤寒学派与温病学派均形成于此期，八纲辨证体系也成熟于此期，且对清代医学的发展产生了极其重要的影响。因此明清时期，名医辈出，著述也颇丰，中医外科出现了全盛局面，有关乳腺癌的病因病机、诊断和鉴别诊断、治疗及预后转归等方面的记载甚为详细，且日臻完善，标志着中医治疗乳腺癌病学的成熟。

明代李时珍（1518—1593）《本草纲目》记载了不少治疗乳病的药物。如载有："王不留行能走血分，乃阳明冲任之药，俗有'穿山甲、王不留行，妇人服了乳长流'之语，可见其性行而不住也"，又载钟乳石"安五脏，通百节，利九窍，下乳汁"，蒲公英"散滞气，化热毒，消恶肿、结核、疔肿"，穿山甲"通经脉，下乳汁，消痈肿，排脓血"，僵蚕能治"妇人乳汁不通"。

明代龚廷贤（1522—1619）所著的《寿世保元》中记载："妇人奶岩，始有核肿如鳖棋子大，不痛不痒，五七年方成疮。初，便宜多服疏气行血之药，须情思如意则可愈。"龚氏开始注重对乳腺癌进行分时期、分阶段的治疗，指出了乳腺癌初期治疗宜使用疏肝理气、活血之品，同时还应注意情志调理在治疗中的作用。关于晚期乳腺癌临床表现的记载："如成疮之后则如岩穴之凹，或如人口有唇，赤汁脓水浸淫，胸胁气攻疼痛，用五灰膏去其蠹肉，生新肉，渐渐收敛。此症多生于忧郁积忿，中年妇人，未破者尚可治，成疮者终不可治。"指出晚期乳腺癌的治疗及凶险预后，且已经观察到晚期乳腺癌会转移至胸胁。

明代陈实功（1555—1636）是中医外科学趋于成熟时期的代表人物，也是后世外科"正宗派"的创始人，在其代表作《外科正宗》中总结了明代以前中医外科的理论和临床实践，记述了多种外科疾病，以"例证最详，论治最精"见称。关于乳腺癌分列有"乳痈乳岩论"、"乳痈乳岩看法"、"乳痈乳岩治法"、"乳痈乳岩治验"等章节，详细论述了本病的症状、病因病机及治则治法，曰"夫乳病者，乳房阳明胃经所司，乳头厥阴肝经所属"，沿用朱丹溪的观点，明确乳房经络归属。陈氏指出情志内伤为乳腺癌主要病因，并详细描述了乳腺癌从早期到晚期发展过程中的临床表现："又忧郁伤肝，思虑伤脾，积想在心，所愿不得，致经络痞涩，聚结成核，初如豆大，渐若围棋子，半年一年，二载三载，不痛不痒，渐渐而大，始生疼痛，痛则无解。日后肿如堆栗，或如覆碗，紫色气秽，渐渐溃烂，深者如岩穴，凸者若泛莲，疼痛连心，出血则臭，其时五脏俱衰，四大不救，名曰乳岩。凡犯此者，百人必百死"、"一妇左乳结肿，或小或大，或软或硬，俱不作痛，至半年有余，肿如覆碗，坚硬木痛，近乳头累累遍生疾疼，时痛时痒"。其中"累累遍生疙瘩"颇符合晚期乳腺癌的体征，癌细胞侵入大片皮肤，出现许多小结节。书中还附有乳岩的插图。陈氏指出了该病晚期预后凶险，同时还交代了诊治方法："知觉若早，姑用清肝解郁汤或益气养荣汤，患者再加清心静养，无挂无碍，服药调理，尚可苟延岁月。若中年以后，无夫之妇得此，其死尤速。惟初生核时，急用艾灸核顶，待次日起泡挑破，用披针针入四分，用冰蛳散条插入核内，糊纸封盖，至十三日，其核自落，用玉红膏生肌敛口，再当保养，庶不再发。"强调了要尽早诊断，尽早治疗，早期内治与外治并用且结合情志疗法可延长患者的生存期，降低复发率。书中对男性乳腺癌与女性乳腺癌进行了区分："又男子乳节，与妇人微异，女损肝胃，男损肝肾。盖怒火房欲过度，以致肝虚血燥，肾虚精怯，血脉不得上行"，此指出男性乳腺癌的病机为肝肾两虚，血脉失养。陈氏亦注重辨证论治："初起发热恶寒，头眩体倦，六脉浮数，邪在表，宜散之。发热无寒，恶心呕吐，口干作渴，胸膈不利者，宜清之。忧郁伤肝，思虑伤脾，结肿坚硬微痛者，宜疏肝行气。已成焮肿发热，疼痛有时，已欲作肿者，宜托里消毒。脓已成而胀痛者，宜急开之。脾胃虚弱，宜更兼补托。溃而不敛，脓水清稀，肿不消，疼不止，宜大补气血。结核不知疼痛，久而渐大，破后惟流污水，宜养血清肝。"陈氏以阴阳为纲，用消、托、补诸法，理法方药灵活多变，不但详于内服，更发挥外治的作用，他对中医治疗乳腺癌理论体系的成熟完善做出了不可磨灭的贡献。

明代薛己（1488—1558）在所著的《外科发挥》中，亦沿用了元代朱丹溪《丹溪心法》中关于乳腺癌的认识和治疗，并且薛己在前人理论的基础上结合自己的临床经验，记录了用内外兼治法治疗乳腺癌的病案："一妇人久郁，右乳内结三核，年余不消，朝寒暮热，饮食不甘，此乳岩也。乃七情所伤肝经，血气枯槁之症，宜补气血，解郁结药治之。遂以益气养荣汤百余剂，血气渐复；更以木香饼灸之，喜其谨疾，年余而消。""一妇人亦患此，余谓须多服解郁结养气血药，可保无虞，彼不信，乃服克伐之剂，反大如覆碗，日出清脓，不敛而殁。""又一妾，乃放出宫女，乳内结一核如粟，亦以前汤，彼不信，乃服外科流气饮及败毒散，三年后，大如覆碗，坚硬如石，出水不溃，亦殁。"由以上医案分析，薛氏治疗乳岩的方药以解郁结、养气血之品为主，反对清热解毒及攻伐之剂，认为乳岩病机及早期症状为"脾气阻，肝气逆，遂成隐核，不痛不痒，人多忽之，最难治疗"，所以需要及早发现、及早治疗。除了内外法兼治以外，薛氏还注重情志及生活起居调养："若一有此，宜戒七情、远厚味、解郁结，更以行气之药治之，庶可保全，否则不治。亦有二三载，或五六载，凡势下陷者……最毒，慎之。"亦指出晚期乳腺癌病势凶险。

明代李梴（生卒年不详）在 1575 年写成《医学入门》，书中记载不同阶段乳腺癌的治疗："郁怒有伤肝脾，结核如鳖棋子大，不痛不痒……急用十六味流气饮，及单青皮汤兼服。虚者，只用清肝解郁汤，或十全大补汤，更加清心静养，庶可苟延岁月。"还指出了乳腺癌晚期转归和恶化的促进因素："经年以后，必于乳下溃一穴出脓，中年无夫妇人死尤速。"李氏记载了独特的治疗方法："惟初起不分属何经络，急用葱白寸许，生半夏一枚，捣烂为丸，芡实大，以绵塞之，如患左塞右鼻，患右塞左鼻，一宿而消。"亦记载男子乳疾的病因病机："男子乳疾，治与妇人微异者，女损肝胃，男损肝肾。盖怒火房欲过度，以致肝虚血燥，肾虚精怯，不得上行，痰疾凝滞，亦能结核。"在治疗上注重辨证论治："大概男子两乳肿者，瓜蒌散、十六味流气饮。左乳者，足三阴虚，郁怒所致，八物汤加山栀、牡丹皮，或清肝解郁汤；火盛风热者，更加炒黑草龙胆五分；肾虚者，肾气丸；食少作呕，胸胁作痛，日晡头痛，溺涩者，六君子汤加芎、归、柴胡、山栀；溃烂作痛者，十全大补汤、肾气丸；因劳怒则痛，并发寒热者，补中益气汤加炒黑山栀，不可轻用清热败毒之剂。"用药上多以补脾、益气养血之药为主，不轻易使用清热解毒之剂。

明代《普济方》中记载："石奶，初结如桃核，渐次浸长至如拳如椀，坚硬如石，数年不愈，将来溃破，则如开石榴之状，又反转外皮，名审花奶。年四十以下，间有可治者，五十以上，有此决死。如未破以前，不如不治，以听其终天年，不可不知。"可知"石奶"又名"审花奶"，描述了乳腺癌不同阶段的临床表现，并指出了乳腺癌凶险的病势和预后。

明代申拱宸（生卒年不详）在 1604 年写成《外科启玄》一书，全书图文并茂，列证精详，"广前人之所未备，补前人之所不足"，而"议论精详，考究悉当"。书中论述了乳痈的十种情况，对乳房结节的性质、命名和临床症状做了细致的描述："乳肿最大者曰乳发，次曰乳痈，初发即有头曰乳疽，令人憎寒壮热恶心是也。乳房属足阳明胃经,多血多气;乳头属足厥阴肝经,多血少气。有孕为内吹,有儿为外吹。急散之,毒舒肝气清,阳明胃气已溃则出脓矣。如妇人年五十以外,气血衰败,时常郁闷,乳中结核,天阴作痛,名曰乳核。久之一年半载,破而脓水淋漓,日久不愈,名曰乳漏。有养螟蛉子为无乳,强与吮之,久则成疮,经年不愈,或腐去半截,似破莲蓬样,苦楚难忍,内中败肉不去,好肉不生,乃阳明胃中湿热而成,名曰乳疳。宜清胃热,大补血气汤丸,再加补气血膏药贴之,加红粉霜妙。又有乳结坚硬如石,数月不溃,时常作痛,名曰乳岩,宜急散郁消肿祛毒,不然难疗,用降霜点之。如乳脑上赤肿有二三寸,围圆无头,名曰乳疔。以上乳证共十款,详审明矣。"难能可贵的对乳核、乳疳、乳岩等分别做了描述和鉴别描述。

明代张介宾(1563—1640)也强调了对该病的治疗当以疏肝理气、养血补脾为主,忌用攻伐之品,其所著《景岳全书》的"乳痈乳岩"中指出:"乳岩属肝脾二脏郁怒,气血亏损,故初起小核结于乳内,肉色如故,用加味逍遥散、加味归脾汤、神效瓜蒌散,多自消散。若积久渐大,巉岩色赤出水,内溃深洞为难疗,但用前归脾汤等药可延岁月。若误用攻伐,危殆迫矣。"《景岳全书》中对于"乳证"的辨证论治看法基本上沿用了宋代陈自明《妇人良方》中的论述。在病因病机上,张介宾重视正气在本病发生中的作用,认为正气虚是本病发生的根本原因,书中指出:"凡脾肾不足及虚弱失调之人,多有积聚之病。盖脾虚则中焦不运,肾虚则下焦不化,正气不行则邪滞得以居之。"他亦指出了男女乳腺癌的病因病机不甚相同:"大抵男子多由房劳耗伤肝肾,妇人郁怒亏损肝脾,治者审之。"指明治疗上要注意区别。

清代医家祁坤(约1610—1690),他参考《素问》《灵枢》,搜古今名医之论,写成外科名著《外科大成》,该书对外科学理论和临床经验之论述,有颇多精辟见解,书中分别指出女子、男子乳腺癌的病因病机:"女子多发于乳,盖由胎产忧郁损于肝脾,中年无夫者多有不治。男子多发于腹,必由房劳恚怒伤于肝肾。"治疗上应使用"六君子汤加芎、归、柴胡、栀子数十剂",则"元气复而自溃"。若治疗后"仍痛而恶寒者",为"气血虚也",换用"十全大补汤加柴栀、丹皮,兼六味地黄丸"以补益气血,滋补肝肾;"若两目连睫,肝脉微弦者,前十全大补汤更加胆草",以加大清泄肝火的力度。记载乳证诸方,其中有"乳岩方:玄胡索、薏苡仁各五钱,黄酒二盅,煎一盅,空心服,出汗即验。琥珀丸对证药也。灸肩髃穴、足三里穴,各二七壮"。以及治乳腺癌溃烂、脓水不干的"致和散":"蜂房、雄鼠粪、川楝子各等分瓦煅存性,为末掺之,即干。"本书在外科辨证和治法方面均较详细,扩充和丰富了外科的治疗范围及治法,且章法严谨而又比较规范,后世许多外科著作以此书为蓝本。

清代傅山(1607—1684)也认为该病的成因为气血亏虚,元气损伤。他在《青囊秘诀·乳痈论》中对乳腺癌的认识和治疗做了精彩论述:"人有先生乳痈,收口后不慎房事，以致复行溃烂，变成乳岩……人以为毒深结于乳房也，谁知是气血大虚乎。夫乳痈成岩，肉向外生，而筋束乳头，则伤乳即伤筋也。此证必须急救……夫筋弛而又泄精，泄精则损伤元气……当失精之后，即用补精填髓之药，尚不致如此之横，今既因虚而成岩……治之法，必须大补其气血以生其精，不必再泻其毒，以其病无毒可泻耳，方用化岩汤。"傅氏认为此病虽是"失精变岩"，但并不补精填髓而是益气补血，是因为"盖精不可以速生，补精之功甚缓，不若补其气血，气血旺则精生矣"，"且乳房属阳明之经，既生乳痈，未能多气多血，补其气血，则阳明之经既旺，自然生液生精以灌注于乳房"，所以不需复补其精。傅山还认为"阳明胃土，最怕奸不之克，肝气不舒，则胃气亦不舒耳"，治法为"不必治阳明之胃，但治肝经之郁，自然毒消肿解矣"，方用加味逍遥散。他在《傅青主女科》中关于乳岩的辨证施治上基本沿用了宋代陈自明《妇人良方》中的论述："痈肿寒热，宜发表散邪……饮食不进，或作呕吐，宜补胃气。乳岩初起，用益气养荣汤加归脾汤，间可内消，若用行气破血之剂，速亡甚矣。"在乳腺癌治疗用药上注重使用益气补脾、养血疏肝之剂，慎用攻伐破血之品。

清代陈士铎（生卒年不详）著有《洞天奥旨》一书，该书又名《外科秘录》，为中医外科学专著。书中根据乳房肿块的性质和临床症状进行了鉴别诊断："乳肿最大者，名乳发；肿而差小者，名曰乳痈；初发之时即有疮头，名曰乳疽。以二三症，皆令人憎寒壮热，恶心作呕者也……无故双乳坚硬如石，数月不溃，时常疼痛，名曰乳岩。乳上赤肿，围圆无头，名曰乳疖。以上乳症，约有十种，大抵皆阳证也，不比他痈有阴有阳，不必别分阴阳以定治法，但当别先后为虚实耳。盖乳痈初起多邪实，久经溃烂为正虚。然补中散邪，实乃万全之道也。按，乳房属足阳明胃经，乳头属足厥阴肝经，况生乳痈，则阳明之经属足阳明胃经，乳头属足厥阴肝经，况生乳痈，则阳明之经未必能多气多血，厥阴之经未必不少气血也。不补二经之气血，乳痈断不能瘥。不可谓是阳而非阴，一味止消火毒，致肌不能生，筋不能续耳。"陈氏在疾病的治疗上注重不同阶段都应分清虚实，亦用经络学说思想进行病机分析，在《辨证录》中记载了清代傅山《青囊秘诀·乳痈论》中以补气养血为主治疗乳岩的论述。

清代王肯堂（1549—1613）著有《证治准绳·疡医》一书，其中在"乳痈乳岩"篇中录用了元代朱震亨《丹溪心法》等医家对乳腺癌的一些认识和治疗。另外，王氏在书中记载："妇以夫为天，失于所天，乃能生此。谓之岩者，以其如穴之嵌岈空洞，而外无所见，故名岩。患此者，必经久淹延，惟此妇治之早，正消患于未形，余者皆死凡十余人。"指出了病因、症状及凶险预后。王氏还详细描述了乳腺癌晚期的临床表现："袒其胸，左乳侧港口大如碗，恶肉紫黯，嶙岣嵌深，宛如岩穴之状，臭不可近，予问何从得此，曰：馆试屡下，意不能无郁，夏月好以手拊乳头，遂时有汁出。或曰是真液也，不可泄，因覆之以膏药，汁止而乳旁有核……一书吏，颇知医，谓汁欲出而为膏药所阻，又不得归经，故滞为核，闻妇人血上为乳汁，今计亦血类也。"可见，王氏还载有乳腺癌乳头溢液的描述。又有男子乳腺癌的论述："夫男子患乳岩者少矣，其起又甚微妙，而三为盲医所误遂至此。"

清代王洪绪（1669—1749）在《外科证治全生集》的"乳岩治法"一章中，继承了金代窦汉卿关于乳腺癌为"阴毒"的观点："初起乳中生一小块，不痛不痒，证与瘰病恶核相若，是阴寒结痰。此因哀哭忧愁，患难惊恐所致。其初起以犀黄丸……或以阳和汤加土贝五钱，煎服，数日可消……倘误以膏贴药敷，定主日渐肿大……难以挽回，勉以阳和汤日服，或以犀黄丸日服，或二药每日早晚轮服。"王洪绪首创阳和汤，"此方主治骨槽风……乳岩、结核、石疽、贴骨疽及漫肿无头，平塌白陷，一切阴凝等证"，多取得了很好的疗效。他在书中还记载有外治法治疗乳腺癌："外用大蟾六只，每日早晚取蟾破腹连杂，以蟾身刺孔，贴于患口，连贴三日，内服千金托里散，三日后接服犀黄丸，可救十中三四。溃后不痛而痒极者，无一挽回。"他提到乳岩患者"大忌开刀，开则翻花最惨，万无一活"，所指的并不是不可手术，而是指乳腺癌破溃后伤口不易愈合。《外科证治全生集》中还记载三女一男乳岩医案，使用内服阳和汤、犀黄丸、五通丸，外用大蟾拔毒的疗法，均取得较好疗效。

清代吴谦（生卒年不详）主持编纂的《医宗金鉴·外科心法要诀》是以《外科大成》为蓝本，结合临床实践，以辨证论治为特点的外科专著，书中记载："自乳中结核起，初如枣栗，渐如棋子，无红无热，有时隐痛……若年深日久，即潮热恶寒，始觉大痛，牵引胸腋，肿如覆碗坚硬，形如堆栗，高凸如岩，顶透紫色光亮，肉含血丝，先腐后溃，污水时津，有时涌冒臭血，腐烂深如岩壑，翻花突如泛莲，疼痛连心……若复因急怒，暴流鲜血，根肿愈坚。期时五脏俱衰，即成败症，百无一救。"书中对肿块大小及性质，演变过程以及早、晚期症状有形象的描述，明确指出了该病预后不良，并对乳腺癌的病因病机、临床症状以歌诀形式加以描写："乳岩初结核隐痛，肝脾两损气郁凝，核无红热身寒热，速灸养血免患攻，耽延续发如堆栗，坚硬岩形引腋胸，顶透紫光先腐烂，时流污水曰增疼，溃后翻花怒出血，即成败证药不灵。"指出该病的病因主要在于七情，责之于肝脾，到了晚期预后不良，明确指出可转移至胸壁和腋下。吴氏在"乳岩证治"篇中记载："乳岩郁怒损肝脾，流气饮归芍参芪，芎防苏芷枳桔草，槟榔乌朴桂通随。外熨木香生地饼，青皮甘草服无时。溃后不愈须培补，十全八珍或归脾。"吴氏注重内外法合治，且不同时期予以不同治法和方药，又如："（乳岩初期）速宜外用灸法，内服养血之剂，以免内攻……若患者果能清心涤虑，静养调理，庶可施治。初宜服神效瓜蒌散，次宜清肝解郁汤，外贴季芝鲫鱼膏，其核或可望消。若反复不应者，疮势已成，不可过用克伐峻剂，致损胃气，即用香贝养荣汤。或心烦不寐者，宜服归脾汤；潮热恶寒者，宜服逍遥散，稍可苟延岁月。"吴氏亦注重早期治疗，"如得此证者，于肿核初起，即加医治"，并联合外治疗法，《医宗金鉴》中所记载的外治法基本沿用明代陈实功《外科正宗》中的记载，他认为乳腺癌治疗不宜攻，攻伐易损胃气，其治疗应以疏肝理气，补益气血为主，扶助正气以抗邪。

清代高锦庭（1755—1827）《疡科心得集》的"辨乳癖乳痨乳岩论"中，对乳房内的肿块辨之甚详："有乳中结核，形如丸卵，不疼痛，不发寒热，皮色不变，其核随喜怒为消长，此名乳癖"、"有乳中结核，始不作痛，继遂隐隐疼痛，或身发寒热，渐渐成脓溃破者，此名乳痰"、"夫乳岩之起也……初如豆大，渐若棋子，不红不肿，不疼不痒，或半年一年，或两载三载，渐长渐大，始生疼痛，痛则无解日，后肿如堆栗，或如覆碗，紫色气移，渐渐溃烂，深者如岩穴，凸者如泛莲，疼痛连心，出血则臭，并无脓水"，关于乳腺癌的病因病机、临床表现及预后基本沿用明代陈实功《外科正宗》中的论述。他在诊治机理上认为："夫乳属阳明，乳中有核，何以不责阳明而责肝？以阳明胃土最畏肝木，肝气有所不舒，胃见木之郁，惟恐来克，伏而不扬，气不敢舒，肝气不舒，而肿硬之形成，胃气不敢舒，而畏惧之色现，不疼不赤，正见其畏惧也。治法不必治胃，但治肝而肿自消矣。"从理论上阐述了疏肝理气的治疗机理。

清代顾世澄（生卒年不详），集历代之理论方药，又增以他家祖传经验诸方，于1760年著成外科巨著《疡医大全》，该书分门别类，共四十卷，凡涉及外证的都绘图立说，按证立方。在"乳岩门主论"中记载了金代窦汉卿、明代陈实功、清代陈士铎等人关于乳腺癌的证治，在"乳岩门主方"中收集并记载了诸多治疗乳腺癌的方剂，如"内消乳岩、乳癖奇方"、"消乳岩丸"等。

清代林佩琴（1772—1839）延续金代窦汉卿和清代王洪绪关于乳腺癌"属阴"的观点，林氏在《类证治裁》中记载："乳岩结核色白，属阴，类由凝痰，男妇皆有，惟媚孤为多，一溃难治。"在属性及预后等方面与乳痈相鉴别："乳痈焮肿色红，属阳，类由热毒，妇女有之，脓溃易治。"林氏列举乳腺癌治疗的方药："初起小核，用生蟹壳爪数十枚，砂锅内培，研末酒下，再用归、陈、枳、贝、翘、姜、白芷、甘草节，煎服数十刻，勿间，可消。若未消，内服益气养荣汤，外以木香饼焚之。阴虚晡热，加味逍遥散去焦术，加熟地。寒热抽痛，归脾汤。元气削弱，大剂人参煎服可消。若用攻坚解毒，必致溃败不救。凡溃后，最忌乳没等药。"林氏注重辨证施治，总体上用药温和，多用理气养血之品为主治疗，反对攻坚解毒以伤正气。

明清时期的医家已摒弃个人临床经验为主的方法，重视整理前人的医学成就，并结合自己的临床实践总结新经验，达到了高层次的综合发展。在病因病机方面，认识已经比较全面，大多从整体出发，依据脏腑经络进行分析。正气内虚，脏腑阴阳失调，是本病的主要基础，七情内伤、郁结伤脾是形成本病的重要因素。在治疗方面，该时期的医家在前人单一治疗和辨证治疗的基础上，再结合辨病论治，重视对乳腺癌分时期、分阶段治疗，且注重内外结合治疗。另外，在诊断及鉴别诊断、预后及转归等方面都较前代有更深的认识，且日臻完善，标志着中医治疗乳腺癌体系的成熟。

第二章　乳腺癌的成病机理

现代医学对于乳腺癌的病因并未有明确认识，认为与遗传、初潮期、绝经期等多种因素有关。中医历代关于乳腺癌病因病机记载由浅入深，逐渐深化，形成了较完整的认识体系。

一、古代关于乳腺癌病因病机记载

1. 秦汉时期

《黄帝内经》中虽无乳腺癌明确记载，但有相似症状的记载："疽者，上之皮夭以坚，上如牛领之皮。"并且将其病因概括为外邪入侵和正气不足两方面的作用。关于内因提出"风雨寒热，不得虚，邪不能独伤人。卒然逢疾风暴雨而不病者，盖无虚，故邪不能独伤人。此必因虚邪之风，与其身形，两虚相得，乃客其形。"关于外因提出"八风流注经络引起瘤"，"恶核者此风邪挟毒而成"，"脾胃之间，寒温不次，邪气稍至，蓄积留止，大聚乃起"，外感六淫，邪毒侵袭，可以影响气血津液的正常运行，久之可形成痰核积聚，而这些有形之邪结聚于乳络就可以形成乳岩。如炎性乳腺癌为火毒之邪所致，表现为红、肿、热、痛；乳头湿疹样癌多由湿邪所致，表现为浸淫、糜烂、渗出、溃疡等。同时也提出了情志对疾病的影响，如"喜怒不节则伤脏"。还有劳倦因素，如《素问·调经篇》："有所劳倦，形体衰小，谷气不盛，上焦不行，下焦不通。"

2. 魏晋至隋唐时期

东晋葛洪的《肘后备急方·治痈疽妒乳诸毒方》并未明确提出乳腺癌的病因病机，但从其方药用法中可窥一斑。如"痈结肿坚如石，或如大核色不变……鹿角八两，烧作灰，白敛二两，粗理黄色，磨石一斤，烧令赤，三物捣作末，以苦酒和泥，浓涂痈上……取消止，内服连翘汤下之"，并配合"烧石令极赤，纳五升苦酒中，复烧，又纳苦酒中，令减半止，捣石和药"。又如"取白炭灰、荻灰，等分，煎令如膏，此不宜预作；十日则歇……若用效验，本方用法，凡痈肿用"。书中还有灸法治疗的记载，并强调了瘰疬、痈疽等疾病需慎用针刺及拔罐方法治疗："若发肿至坚，而有根者，名曰石痈。当上灸百壮，石子当碎出……痈、疽、瘤、石痈、结筋、瘰，皆不可就针角，针角者，少有不及祸者也。"从上述记载可以看出，葛洪认为乳腺癌相关疾病病因可分为寒热两类，无论寒热均可导致气血瘀滞，痰饮留止，从而发病，有形之邪凝而不散，渐渐坚硬如石。

隋代医家巢元方《诸病源候论》沿用了前代观点，遵从《黄帝内经》中的外感六淫和正气不足两方面的因素致病的认识。在病机方面，概括为气滞血瘀和寒多热少，同时提出了乳房归属足阳明胃经的观点，如"石痈者，亦是寒气客于肌肉，折于血气，结聚所成，其肿结确实，至劳有根，核皮相亲，不甚热，微痛，热时自歇，此寒多热少，坚如石"，"乳石痈之状，微强不甚大，不赤，微痛热，热自歇，是足阳明之脉，有下于乳者，其经虚，为风寒气客之，则血涩结成痈肿，而寒多热少者，则无大热，但结核如石，谓之乳石痈"。

唐代孙思邈《备急千金要方》记载："妇人女子乳头生小浅热疮，痒搔之黄汁出……百种治不瘥者，动经年月，名为妒乳。"这里妒乳指的是现代的乳房湿疹样癌。其治疗方法为："急灸两手鱼际各二十七壮……便可手助挼捺之，则乳汁大出，皆如脓状。内服连翘汤，外动经年月名为妒乳……宜以赤龙皮汤及天麻汤洗之，敷二物飞乌膏及飞乌散佳。若始作者，可敷黄芩漏芦散，及黄连胡粉散并佳。"根据以上记载可以总结妒乳的病因病机为：外感邪气，郁而化热，寒热错杂，痰湿凝聚，久成痈脓。

唐代王焘《外台秘要·乳痈肿方》中亦未明确乳腺癌的病因病机，故亦需从治疗方药上进行总结，如"《广济》疗乳痈大坚硬，赤紫色，衣不得近……大黄芪、芍药、楝实、马蹄……覆取汗，当睡着，觉后肿处散不痛，经宿乃消……明晨更服一匕，忌冲风热食"，"《深师》疗乳痈肿消核……芍药、通草、桂心、昆布、白蔹、附子（炮）、黄芪、人参、海藻、木占斯（各一两），上十味捣散，以清酒服一钱匕……当先食，并疗颐下气结瘰疬"。以上药物可以看出，王氏较重视补益药物和软坚散结药物的应用，故可以总结为，外感邪气，内伤劳倦从而导致气血瘀滞不行，凝集成核。

3. 宋金元时期

从宋代开始，文献中关于乳腺癌的记载里，关于其病因病机的描述逐渐明确。

金代窦汉卿在《疮疡经验全书》中提出了"阴极阳衰"的观点，认为乳岩的病机是阳气不足，导致阴寒过盛，寒痰凝聚而形成。"此毒阴极阳衰，奈虚阳结而与血无伤，安能散，故此血渗于心经，即生此疾"，该"阴极阳衰"的观点被王维德等人沿用，并创立出更加完善的理法方药。

宋代陈自明在《妇人大全良方·疮疡门妇人茧唇》中有如下记载："若初起内结小核，或如鳖棋子，不赤不痛……巉岩崩破，如熟榴，或内溃深洞……此属肝脾郁怒，气血亏损，名曰乳岩，为难疗"，"治法焮痛寒热，宜发表散邪……或不作脓，脓成不溃，宜用托里；或肌肉不生，脓水清稀，宜补脾胃……或肿焮作痛，晡热内热，宜补阴血；或饮食少思，时作呕吐，宜补胃气；或饮食难化，泄泻腹痛，宜补脾气；或劳碌肿痛，宜补气血……慎不可用克伐之剂，复伤脾胃也。乳岩初患，用益气养荣汤，加味逍遥散、加味归脾，可以内消，若用行气破血之剂，则速其亡"，从汉唐时期内外兼顾的认识，而转为重视内因，强调气血。认为乳腺癌病因病机为肝脾郁怒，气血亏损，而导致气滞血瘀，耗液成痰，痰湿凝聚成核，久郁而化热，热腐成脓，或痰湿留滞中焦，导致脾胃虚损。

朱丹溪在《丹溪心法》中提出了"奶岩"的病因病机，"又有积忧，结成隐核，有如鳖棋子……十数年方为疮陷，名曰奶岩……不可治矣。若于始生之际，便能消释病根，使心清神安，然后施之治法，亦有可安之理"，又在《格致余论》中提出"乳房，阳明所经，乳头，厥阴所属"这一观点，故可总结为乳腺癌的病因情志不畅、忧怒郁闷，从而导致肝气停滞而不行，气不行则血不行，血不行，阳明厥阴无所养，故经久而成疮成陷，成为不治之症。

宋金元时期由汉唐时期内外二因转为强调内因为主，病在厥阴阳明，即肝胃，多为肝胃虚损，气血不足，同时重视情志因素，认为肝气郁滞为主要的诱发因素，若肝郁日久，易进一步加重病情。

4. 明清时期

明代在陈实功《外科正宗》中详细论述的乳腺癌的病因病机，在病位上继承了朱丹溪的观点，曰："夫乳病者，乳房阳明胃经所司，乳头厥阴肝经所属。"病情指出情志内伤为乳腺癌主要病因："又忧郁伤肝，思虑伤脾，积想在心，所愿不得，致经络痞涩"，同时还指出了男性乳腺癌与女性乳腺癌治法的区别："又男子乳节与妇人微异，女损肝胃，男损肝肾……以此肝虚血燥，肾虚精怯，血脉不得上行，肝经无以荣养……治当八珍汤加山栀、牡丹皮，口干作渴者加减八味丸……已溃作脓者十全大补汤"，认为男性乳腺癌是由于肝肾两虚，血脉失养所致。

明代的薛己认为乳腺癌的病因病机为情志失畅，气郁化火，毒热蕴结。在其所著的《立斋外科发挥·乳痈》中记载了用内外兼治法治疗乳岩的病案，可以体现出其对乳腺癌的病因病机认识："一妇人久郁，右乳内结三核，年余不消……此乳岩也……喜其谨疾，年余而消"，"一妇人亦患此，余谓须多服解郁结养气血药……乃服克伐之剂，反大如覆碗，日出清脓，不敛而殁"，"一妇人郁久，乳内结核……以益气养荣汤治之，彼以为缓，殁。"

明代的张景岳在《景岳全书》中指出："乳岩属肝脾二脏郁怒，气血亏损，故初起小核结于乳内……用加味逍遥散、加味归脾汤、神效瓜蒌散……若积久渐大，岩色赤出水……用前归脾汤等药可延岁月。若误用攻伐，危殆迫矣"，又指出："若因恚怒，宜疏肝清热。痛寒热，宜发表散邪……不作脓或脓不溃，补气血为主。不收敛或脓稀，补脾胃为主。脓出反痛，或发寒热，补气血为主……若饮食少思，或作呕吐，补胃为主。饮食难化，或作泄泻，补脾为主……怒气肿痛，养肝血为主。"张景岳认为，乳腺癌的病因有外感有内伤，外感六淫导致气滞痰凝，寒热交作，应当发散。虽提到外因，但更重视内因，认为肝脾郁怒，气血亏虚，正气不足，不堪攻伐，久郁化热，肉腐而脓血出，气血耗伤，疮口难敛。同时也提到了男子乳腺癌因肝肾耗伤，如"大抵男子多由房劳耗伤肝肾，妇人郁怒亏损肝脾，治者审之"。

明代龚廷贤的《寿世保元·乳岩》中认为乳腺癌的形成与情志不畅、肝气郁结相关，导致气滞血瘀，所以治疗上需"服疏气行血之药，亦须情思如意则可愈"，并指出了该病的预后为"未破者尚可治，成疮者终不可治"。

清代王维德的《外科证治全生集》沿袭窦汉卿乳腺癌"阴极阳衰"的观点，加以发挥，认为乳腺癌为阴证，阴寒凝聚，同时气血瘀滞，就瘀酿毒，经久难医，如"其初起，以犀黄丸……或以阳和汤加土贝五钱，煎服，数日可消……倘皮色变异，难以挽回，勉以阳和汤日服，或以犀黄丸日服，或二药每日早晚轮服"，"乳岩、瘰疬……肺痈、小肠痈等毒"，"外用大蟾六只，每日早晚取蟾破腹连杂，以蟾身刺孔，贴于患口"。同时也认为乳腺癌气血亏损，正气严重不足，不堪攻邪治法，所以认为乳腺癌患者"大忌开刀"，不可用古代外科切除治疗，否则难以愈合，成为坏证。

清代医家叶天士也认为肝气郁滞为乳腺癌的重要病因，他在《临证指南医案》中首次提出了"女子以肝为先天"的说法，强调了肝郁在女性疾病中的重要性。

清代高锦庭所著的《疡科心得集》中指出"夫乳属阳明，乳中有核，何以不责阳明而责肝……治法不必治胃，但治肝而肿自消矣"，认为肝郁气滞为乳腺癌的首要病因，治疗时当为首重。

清代马培之认为乳腺癌属于七情内伤，肝郁气滞，郁而化火，当属阳证居多，故反对使用阳和汤、犀黄丸等药物治疗乳腺癌，"乳岩乃心肝二经气火郁结，七情内伤之病，非阴寒结痰，阳和汤断不可服，服之是速其溃也，溃则百无一生。惟逍遥散最为稳妥，且犀黄丸内有乳香、没药、麝香，辛苦温燥，更当忌投"。同时认为乳腺癌患者气血亏损，不仅开刀甚至针刺也需慎重使用，"乳岩、乳核断不可刺，刺则必败且速"。

清代祁坤在《外科大成》中指出："乳头属足厥阴肝经，乳房属足阳明胃经，外属足少阳胆经。是症也，女子多发于乳，盖由胎产忧郁损于肝脾，中年无夫者多有不治。男子多发于腹，必由房劳患怒伤于肝肾。"祁坤认为乳腺癌女子由于忧郁伤肝，病位在肝脾，男子因房劳伤肾，大怒伤肝，病位在肝肾。

清代傅山也认为该病的形成是因为气血亏虚，元气损伤。他在《青囊秘诀·乳痈论》中论述了对乳岩的治法："夫乳痈成岩……必须急救……夫筋弛而又泄精，泄精则损伤元气……即用补精填髓之药，尚不致如此之横，今既因虚而成岩……治之法，必须大补其气血以生其精，不必再泻其毒。"

总之，清代医家基本沿袭了宋金元时期的观点，认为女子乳房属足阳明胃经，乳头属足厥阴肝经，乳腺癌病位在肝胃，病因多为七情损伤，情志不顺，导致肝气郁滞，营卫不和，乳房失养，同时气郁化火，火盛伤津，凝聚而成痰，痰聚成核，坚硬如石，热盛伤肉，肉腐成脓，疮久成陷，渐成不治。男子损伤的脏腑在于肝肾，多因纵欲过度，导致肝虚血燥，肾虚精怯，而后气血凝滞，成为乳中结核。

二、病因病机总结

中医对乳腺癌的认识，经历了漫长的历史发展阶段，经过历代无数医家的临床实践和理论研究，由浅入深，从简到繁，将丰富的实践经验上升为全面而系统的理论体系，为后世的研究提供了理论基础。

由秦汉至隋唐时期，对乳岩的病因认识主要为外邪内侵和正气不足两方面。宋金元时期逐渐重视情志因素和饮食因素对本病的影响，尤其是情志因素。明清时期则在宋金元的基础上进一步阐述及完善方药。总结历代医家对本病病因的认识主要有：（1）六淫外侵，邪毒留滞。邪毒侵袭，寒、湿、热等外邪及邪毒侵袭人体，久则煎熬气血津液而致瘀凝痰结，结聚于乳络而成乳腺癌。（2）正气不足，气血两虚。此为本病发生的内因和根本，气虚引邪客于乳络则成乳腺癌。（3）内伤七情，即精神致病因素。此为乳腺癌发病的重要原因。情志失调、忧思郁怒，所愿不遂，肝失条达，郁久而耗损肝脾，运化失司，湿浊内生，气血瘀滞，阻于乳络而成核。（4）饮食劳倦。恣食膏粱厚味，损伤脾胃，脾胃运化失司，则清阳不升，浊阴不降，留于中焦，滞于隔间，生湿聚痰，酿痰生热，以致经络不通，气血不行，气滞、痰浊、血瘀等病理产物滞于乳络则可变生乳腺癌。（5）气滞血瘀，痰核凝结。由于气郁痰浊结聚或气滞血凝，停而不散，发症瘕，久则结成坚核。（6）先天禀赋。具体如下：

（一）六淫侵袭、邪毒积聚

六淫本为六气，是指风、寒、暑、湿、燥、火六种正常的自然界气候。六气的变化称之为六化，这种正常的气候变化，是万物生长的条件，对于人体是无害的。由于机体在生命活动过程中，通过自身的调节机制产生了一定的适应能力，从而使人体的生理活动与六气的变化相适应，所以，正常的六气一般不易于使人发病。而气候变化都有一定的规律和限度，如果气候变化异常，六气发生太过或不及，或非其时而有其气，如春天当温而反寒，冬季当凉而反热，以及气候变化过于急骤，如暴寒暴暖，超过了一定的限度，使机体不能与之相适应的时候，就会导致疾病的发生，于是，六气由对人体无害而转化为对人体有害，成为致病的因素。能导致机体发生疾病的六气便称之为"六淫"。固然气候变化与疾病的发生有密切关系，但是异常的气候变化，并非使所有的人都能发病。有的人能适应这种异常变化就不发病，而有的人不能适应这种异常变化就发生疾病。同一异常的气候变化，对于前者来说，便是六淫了。反之，气候变化正常，即使在风调雨顺、气候宜人的情况下，也会有人因其适应能力低下而生病，这种正常的六气变化对患病机体来说又是六淫了。由此可见，六淫无论是在气候异常还是正常的情况下，都是客观存在的。在这里起决定作用的因素是人们体质的差异、正气的强弱，只有在人体的正气不足，抵抗力下降时，六气才能成为致病因素，侵犯人体而发病。就这一意义来说，六淫是一类因六气变化破坏了人体相对动态平衡，能引起外感病的致病因素。

1. 风

风具有轻扬开泄、善动不居的特性，为春季的主气。风虽为春季的主气，但终岁常在，四时皆有。故风邪引起的疾病虽以春季为多，但不限于春季，其他季节均可发生。

风邪的特性：风性轻扬，善行数变，风胜则动，为百病之长。

①轻扬开泄：风为阳邪，其性轻扬升散，具有升发、向上、向外的特性，所以风邪致病，易于伤人上部，易犯肌表、腰部等阳位。肺为五脏六腑之华盖，伤于肺则肺气不宣，故现鼻塞流涕、咽痒咳嗽等。风邪上扰头面，则现头晕头痛、头项强痛、面肌麻痹、口眼歪斜等。风邪客于肌表，可见怕风、发热等表证。因其性开泄，具有疏通、透泄之性，故风邪侵袭肌表，使肌腠疏松，汗孔开张，而出现汗出、恶风等症状。

②善行数变：风善动不居，易行而无定处。"善行"是指风邪具有易行而无定处的性质，故其致病有病位游移，行无定处的特性。如风疹、荨麻疹之发无定处，此起彼伏；行痹（风痹）之四肢关节游走性疼痛等，均属风气盛的表现。"数变"是指风邪致病具有变化无常和发病急骤的特性，如风疹、荨麻疹之时隐时现，癫痫、中风之卒然昏倒，不省人事等。因其兼挟风邪，所以才表现为发病急，变化快。总之，以风邪为先导的疾病无论是外感还是内伤，一般都具有发病急、变化多、传变快等特征。

③风性主动："风性主动"是指风邪致病具有动摇不定的特征，常表现为眩晕、震颤、四肢抽搐、角弓反张、直视上吊等症状，故称"风胜则动"。如外感热病中的"热极生风"，内伤杂病中的"肝阳化风"或"血虚生风"等证，均有风邪动摇的表现。

④风为百病之长：风邪是外感病因的先导，寒、湿、燥、热等邪，往往都依附于风而侵袭人体。如，与寒合为风寒之邪，与热合为风热之邪，与湿合为风湿之邪，与暑合则为暑风，与燥合则为风燥，与火合则为风火等。所以，临床上风邪为患较多，又易与六淫诸邪相合而为病，故称风为百病之长，六淫之首。

2. 寒

寒具有寒冷、凝结特性，为冬季的主气。寒为水气而通于肾，故称冬季为寒水当令的季节。因冬为寒气当令，故冬季多寒病，但也可见于其他季节。由于气温骤降，防寒保温不够，人体亦易感受寒邪而为病。

寒邪的特性：寒邪以寒冷、凝滞、收引为基本特征。

①寒易伤阳：寒为阴气的表现，其性属阴，故寒为阴邪。阳气本可以制阴，但阴寒偏盛，则阳气不仅不足以驱除寒邪，反为阴寒所侮，故云"阴盛则寒"、"阴盛则阳病"，所以寒邪最易损伤人体阳气。阳气受损，失于温煦之功，故全身或局部可出现明显的寒象。如寒邪束表，卫阳郁遏，则现恶寒、发热、无汗等，称之为"伤寒"。若寒邪直中于里，损伤脏腑阳气者，谓之为"中寒"。如伤及脾胃，则纳运升降失常，以致吐泻清稀，脘腹冷痛；肺脾受寒，则宣肃运化失职，表现为咳嗽喘促，痰液清稀或水肿；寒伤脾肾，则温运气化失职，表现为畏寒肢冷、腰脊冷痛、尿清便溏、水肿腹水等；若心肾阳虚，寒邪直中少阴，则可见恶寒蜷卧、手足厥冷、下利清谷、精神萎靡、脉微细等。

②寒性凝滞：凝滞，即凝结阻滞之谓。人身气血津液的运行，赖阳气的温煦推动，才能畅通无阻。寒邪侵入人体，经脉气血失于阳气温煦，易使气血凝结阻滞，涩滞不通，不通则痛，故疼痛是寒邪致病的重要特征。因寒而痛，其痛得温则减，逢寒增剧，得温则气升血散，气血运行无阻，故疼痛缓解或减轻。寒胜必痛，但痛非必寒。由于寒邪侵犯的部位不同，所以病状各异。若寒客肌表，凝滞经脉，则头身肢节剧痛；若寒邪直中于里，气机阻滞，则胸、脘、腹冷痛或绞痛。

③寒性收引：收引，即收缩牵引之意。寒性收引是指寒邪具有收引拘急之特性，"寒则气收"。寒邪侵袭人体，可使气机收敛，腠理闭塞，经络筋脉收缩而挛急；若寒客经络关节，则筋脉收缩拘急，以致拘挛作痛、屈伸不利或冷厥不仁；若寒邪侵袭肌表，则毛窍收缩，卫阳闭郁，故发热恶寒而无汗。

3. 暑

暑为火热之邪，为夏季主气。暑邪有明显的季节性，主要发生在夏至以后，立秋以前。暑邪独见于夏令，故有"暑属外邪，并无内暑"之说。暑邪致病有阴阳之分，在炎夏之日，气温过高，或烈日曝晒过久，或工作场所闷热而引起的热病，为中于热，属阳暑；而暑热时节，过食生冷，或贪凉露宿，或冷浴过久所引起的热病，为中于寒，属阴暑。总之，暑月受寒为阴暑，暑月受热为阳暑。

暑邪的特性：暑为火所化，主升散，且多挟湿。

①暑性炎热：暑为夏月炎暑，盛夏之火气，具有酷热之性，火热属阳，故暑属阳邪。暑邪伤人多表现出一系列阳热症状，如高热、心烦、面赤、烦躁、脉象洪大等，称为伤暑（暑热）。

②暑性升散：升散，即上升发散之意。升，指暑邪易于上犯头目，内扰心神，因为暑邪易入心经；散，指暑邪为害，易于伤津耗气。暑为阳邪，阳性升发，故暑邪侵犯人体，多直入气分，可致腠理开泄而大汗出。汗多伤津，津液亏损，则可出现口渴喜饮、唇干舌燥、尿赤短少等。在大量汗出同时，往往气随津泄，而导致气虚，故伤于暑者，常可见到气短乏力，甚则突然昏倒，不省人事之中暑。中暑兼见四肢厥逆，称为暑厥。暑热引动肝风而兼见四肢抽搐，颈项强直，甚则角弓反张，

称为暑风（暑痫）。暑热之邪，不仅耗气伤津，还可扰动心神，而引起心烦闷乱而
不宁。

③暑多挟湿：暑季不仅气候炎热，且常多雨而潮湿，热蒸湿动，湿热弥漫空间，
人身之所及，呼吸之所受，均不离湿热之气。暑令湿胜必多兼感，其临床特征，除
发热、烦渴等暑热症状外，常兼见四肢困倦、胸闷呕恶、大便溏泄不爽等湿阻症状。
虽为暑湿并存，但仍以暑热为主，湿浊居次，非暑中必定有湿。暑为夏季主气，暑
邪为患，有阴暑、阳暑之分。暑邪致病的基本特征为热盛、阴伤、耗气，又多挟湿。
所以，临床上以壮热、阴亏、气虚、湿阻为特征。

4. 湿

湿具有重浊、黏滞、趋下特性，为长夏主气。湿与脾土相应。夏秋之交，湿热
熏蒸，水汽上腾，湿气最盛，故一年之中长夏多湿病。湿亦可因涉水淋雨、居处伤
湿，或以水为事而发病。湿邪为患，四季均可发病，且其伤人缓慢难察。

湿邪的特性：湿为阴邪，阻碍气机，易伤阳气，其性重浊黏滞、趋下。

①湿为阴邪，易阻气机，损伤阳气：湿性类水，水属于阴，故湿为阴邪。湿邪
侵袭人体，留滞于脏腑经络，最易阻滞气机，从而使气机升降失常。胸胁为气机升
降之道路，湿阻胸膈，气机不畅则胸闷；湿困脾胃，使脾胃纳运失职，升降失常，
故现纳谷不香、不思饮食、脘痞腹胀、便溏不爽、小便短涩之候。由于湿为阴邪，
阴胜则阳病，故湿邪为害，易伤阳气。脾主运化水湿，且为阴土，喜燥而恶湿，对
湿邪又有特殊的易感性，所以脾具有运湿而恶湿的特性。因此，湿邪侵袭人体，必
困于脾，使脾阳不振，运化无权，水湿停聚，发为泄泻、水肿、小便短少等证。
"湿胜则阳微"，因湿为阴邪，易于损伤人体阳气，由湿邪郁遏使阳气不伸者，当用
化气利湿通利小便的方法，使气机通畅，水道通调，则湿邪可从小便而去，湿去则
阳气自通。

②湿性重浊：湿为重浊有质之邪。所谓"重"，即沉重、重着之意，故湿邪致
病，其临床症状有沉重的特性，如头重身困、四肢酸楚沉重等。若湿邪外袭肌表，
湿浊困遏，清阳不能伸展，则头昏沉重，状如裹束；如湿滞经络关节，阳气布达受
阻，则可见肌肤不仁、关节疼痛重着等。所谓"浊"，即秽浊垢腻之意，故湿邪为
患，易于出现排泄物和分泌物秽浊不清的现象。如湿浊在上则面垢、眵多；湿滞大
肠，则大便溏泻、下痢脓血黏液；湿气下注，则小便浑浊、妇女黄白带下过多；湿
邪浸淫肌肤，则疮疡、湿疹、脓水秽浊等。

③湿性黏滞："黏"，即黏腻；"滞"，即停滞，所谓黏滞是指湿邪致病具有黏腻
停滞的特性。这种特性主要表现在两个方面：一是症状的黏滞性，即湿病症状多黏
滞而不爽，如大便黏腻不爽，小便涩滞不畅，以及分泌物黏浊和舌苔黏腻等。二是
病程的缠绵性，因湿性黏滞，蕴蒸不化，胶着难解，故起病缓慢隐袭，病程较长，
往往反复发作或缠绵难愈。如湿温，它是一种由湿热病邪所引起的外感热病。由于

湿邪性质的特异性，在疾病的传变过程中，表现出起病缓、传变慢、病程长、难速愈的明显特征。他如湿疹、湿痹（着痹）等，亦因其湿而不易速愈。

④湿性趋下：水性就下，湿类于水，其质重浊，故湿邪有下趋之势，易于伤及人体下部。其病多见下部的症状，如水肿多以下肢较为明显。他如带下、小便浑浊、泄泻、下痢等，亦多由湿邪下注所致。但是，湿邪浸淫，上下内外，无处不到，非独侵袭人体下部。所谓"伤于湿者，下先受之"（《素问·太阴阳明论》），只是说明湿性趋下，易侵阴位，为其特性之一而已。

5. 燥

燥具有干燥、收敛清肃特性，为秋季主气。秋季天气收敛，其气清肃，气候干燥，水分匮乏，故多燥病。燥气乃秋令燥热之气所化，属阴中之阳邪。燥邪为病，有温燥、凉燥之分。初秋有夏热之余气，久晴无雨，秋阳以曝之时，燥与热相结合而侵犯人体，故病多温燥。深秋近冬之际，西风肃杀，燥与寒相结合而侵犯人体，则病多凉燥，燥与肺气相通。

燥邪的特性：燥胜则干，易于伤肺。

①干涩伤津：燥与湿对，湿气去而燥气来；燥为秋季肃杀之气所化，其性干涩枯涸，故曰"燥胜则干"。燥邪为害，最易耗伤人体的津液，形成阴津亏损的病变，表现出各种干涩的症状和体征，诸如皮肤干涩皲裂、鼻干咽燥，口唇燥裂、毛发干枯不荣、小便短少、大便干燥等。

②燥易伤肺：肺为五脏六腑之华盖，性喜清肃濡润而恶燥，称为娇脏。肺主气而司呼吸，直接与自然界大气相通，且外合皮毛，开窍于鼻，燥邪多从口鼻而入。燥为秋令主气，与肺相应，故燥邪最易伤肺。燥邪犯肺，使肺津受损，宣肃失职，从而出现干咳少痰，或痰黏难咯，或痰中带血，以及喘息胸痛等。

6. 火（热）

火具有炎热特性，旺于夏季。因夏季主火，故火与心气相应，但是火并不像暑那样具有明显的季节性，也不受季节气候的限制。

火邪的特性：火邪具有燔灼、炎上、耗气伤津、生风动血等特性。

①火性燔灼：燔，即燃烧；灼，即烧烫。燔灼，是指火热邪气具有焚烧而熏灼的特性，故火邪致病，机体以阳气过盛为其主要病理机制，临床上表现出高热、恶热、脉洪数等热盛之征。总之，火热为病，热象显著，以发热、脉数为其特征。

②火性炎上：火为阳邪，其性升腾向上，故火邪致病具有明显的炎上特性，其病多表现于上部。如心火上炎，则见舌尖红赤疼痛，口舌糜烂、生疮；肝火上炎，则见头痛如裂、目赤肿痛；胃火炽盛，可见齿龈肿痛、齿衄等。

③伤津耗气：火热之邪，蒸腾于内，最易迫津外泄，消烁津液，使人体阴津耗伤，故火邪致病，其临床表现除热象显著外，往往伴有口渴喜饮、咽干舌燥、小便短赤、大便秘结等津伤液耗之征。火太旺而气反衰，阳热亢盛之壮火，最能损伤人

体正气，导致全身性的生理机能减退。此外，气生于水，水可化气，火迫津泄，津液虚少无以化气，亦可导致气虚，如火热炽盛，在壮热、汗出、口渴喜饮的同时，又可见少气懒言、肢体乏力等气虚之证。总之，火邪为害，或直接损伤人体正气，或因津伤而致气伤，终致津伤气耗之病理结果。

④生风动血：火邪易于引起肝风内动和迫血妄行。

生风：火热之邪侵袭人体，往往燔灼肝经，劫耗津血，使筋脉失于濡养，而致肝风内动，称为热极生风。风火相煽，症状急迫，临床上表现为高热、神昏谵语、四肢抽搐、颈项强直、角弓反张、目睛上视等。

动血：血得寒则凝，得温则行。火热之邪，灼伤脉络，并使血行加速，迫血妄行，易于引起各种出血，如吐血、衄血、便血、尿血，以及皮肤发斑，妇女月经过多、崩漏等。

⑤易致肿疡：火热之邪入于血分，聚于局部，腐肉败血，则发为痈肿疮疡。"痈疽原是火毒生"，"火毒"、"热毒"是引起疮疡的比较常见的原因，其临床表现以疮疡局部红肿热痛为特征。

⑥易扰心神：火与心气相应，心主血脉而藏神，故火之邪伤于人体，最易扰乱神明，出现心烦失眠，狂躁妄动，甚至神昏谵语等症。

外感六淫是发病的外在因素，《灵枢·九针论》云："四时八风客于经络之中，为瘤病者也。"《灵枢，五变》曰："寒湿不次，邪气稍至，蓄积留止，大聚乃起。"《诸病源候论》曰："有下于乳者，其经虚，厉风寒气客之，则血涩结成痈肿。而寒多热少者，则无大热，但结核如石。"《医宗必读》说："凡人将息失宜，起居失常，易为六淫所侵。"外邪一旦侵入机体，客于经络，留滞不去，可由表及里，由外入内，造成营卫不和，气血运行不畅，而后结聚于经络，最终引起瘀血内停，瘀浊内生，并且可直接影响脏腑功能，干扰气血，使得邪毒留滞，郁而日久，则生疮疡、瘰疬、结核，其生于乳房则成乳腺癌。

（二）正气不足

疾病的发生跟机体的邪正盛衰密切相关，正气强盛，则机体的抗病能力强，病邪不易入侵，或即使邪犯机体也不易深入。明代李中梓认为正气不足，气血阴阳亏虚，脏腑机能衰退，正不胜邪，邪气结聚于乳络是本病发生的前提及决定因素。《景岳全书》谓："肝肾不足及虚弱失调之人，多有积聚之病。"认为肝肾不足、冲任失调是乳腺癌发生的内因和根本，肝肾不足可致气血运行不畅，经络阻塞，聚而成块，日久成岩。或由于阳气亏虚，容易导致气机不畅而生郁；脾阳不足，脾失健运，不能为胃行其津液，则聚津为痰；肾阳不足，不能温化水湿亦可生痰。阳虚，失于温煦，则血脉运行不畅而成瘀，痰瘀互结于乳房则发生乳腺癌。正如《疮疡经验全书》指出："阴极阳衰，血无阳安能散，致血渗入心经而生乳岩。"可见正气不足是乳腺癌的发病基础，在此基础上可发生气滞、血瘀、痰凝，病邪阻滞乳络，日久发为乳岩，正气不足主要在于五脏、经络及气血虚损。

肝主疏泄，调畅气机，调节情志，喜条达而恶抑郁，具有协调月经及乳房的功能。肝主疏泄调节气机，指肝调节气的升降出入运动。升降出入是气化作用的基本形式，人体是一个不断地发生着升降出入的气化作用的机体，气化作用的升降出入过程是通过脏腑的功能活动而实现的。同时肝还具有调节情志的作用，中医的情志属狭义之神的范畴，包括喜、怒、忧、思、悲、恐、惊，亦称之为七情。肝通过其疏泄功能对气机的调畅作用，可调节人的精神情志活动。在正常生理情况下，肝的疏泄功能正常，肝气升发，既不亢奋，也不抑郁，舒畅条达，则人就能较好地协调自身的精神情志活动，表现为精神愉快，心情舒畅，理智清朗，思维灵敏，气和志达，血气和平。若肝失疏泄，则易于引起人的精神情志活动异常。疏泄不及，则表现为抑郁寡欢、多愁善虑等。并且情志不调也能引起肝的疏泄失常，导致女子月经失调、乳房胀痛等，肝失疏泄又进一步加重情志抑郁，女子患病后往往也中隐忧，如此便形成恶性循环。肝主藏血，妇人以肝为先天，血为气之母，肝之阴血不足可导致机体气虚，气不足又无力推动血运，气血运行不畅，乳络不通，则乳房结块。

脾为后天之本，气血生化之源，主运化水谷和水湿，化生气血，输布精微，滋养乳房。脾运化水谷，是指脾对饮食物的消化吸收作用，食物经过消化吸收后，其水谷精微又靠脾的转输和散精作用而上输于肺，由肺脏注入心脉化为气血，再通过经脉输送全身，以营养五脏六腑、四肢百骸，以及皮毛、筋肉等各个组织器官。脾对水液的吸收和转输，调节人体水液代谢的作用，即脾配合肺、肾、三焦、膀胱等脏腑，调节、维持人体水液代谢平衡的作用。脾运化水湿的功能健旺，既能使体内各组织得到水液的充分濡润，又不致使水湿过多而潴留。反之，如果脾运化水湿的功能失常，必然导致水液在体内的停滞，而产生水湿、痰饮等病理产物。脾运化的水谷精微，经过气化作用生成血液。脾气健运，化源充足，气血旺盛则血液充足。若脾失健运，生血缺乏，则气血亏虚。饮食寒凉生冷、膏粱厚味可损伤脾阳，导致脾的生理功能失常，以致运化失常，津液输布障碍，水湿停聚，痰浊内生，聚于乳房可发生肿块。气血生化不足，则乳房无以为养，癥瘕痰核内生。

胃主受纳腐熟饮食，《灵枢·玉版》载："人之所受气者，谷也；谷之所注者，胃也；胃者，水谷气血之海也。"脾胃的功能相辅相成，容纳于胃中的水谷，经胃的腐熟下传小肠，其精微经脾的运化而营养全身。胃的受纳与腐熟功能必须与脾的运化功能配合，才能化生气血津液供养全身。中医非常重视胃气，认为"人以胃气为本"。胃气强则五脏俱盛，胃气弱则五脏俱衰，有胃气则生，无胃气则死。足阳明胃经循行络乳，胃的功能失常，则气血化生不足，乳房失于滋养，则乳疾丛生。

肾为先天之本，与人体的生长、发育、生殖密切相关。《素问·六节藏象论》曰："肾者，主蛰。封藏之本，精之处也。"肾藏精，肾精可濡养全身脏腑，充养乳腺，影响乳腺的生理功能。肾所藏之精，有先天之精与后天之精。《景岳全书·杂证谟》中说："人之始生、本乎精血之原。"先天之精得后天之充养，闭藏而不使无故流失，通过足少阴肾经的敷布而成为机体生长、发育和生殖的主要物质基础，故云："肾气盛则天癸至，任脉通，太冲脉盛，男子溢精，女子月事以时下。"天癸源于肾，天癸在女子生长发育和生殖过程中起着重要作用，天癸至，女子初潮，然后可见两乳逐渐丰隆，孕育后乳汁充盈而哺；肾气衰则天癸竭，乳房也应之而衰萎。先天肾精不足，冲脉失养，或房劳损伤，肾精不足，不能涵养冲任，乳络失其所养。肾阳不足则脾胃运化呆滞，气血生化无所，水湿不能蒸腾气化乃瘀滞相结成块；肾阴不足则虚火自炎，炼液成痰，痰郁日久成岩，均可导致乳腺癌。

经络之用，沟通表里上下，联系脏腑与脏腑、脏腑与体表、脏腑与器官，经络之间的联系，通行气血，濡养脏腑、组织，传导感应，调和阴阳，使各安其位，各行其能。足少阴肾、足阳明胃、足厥阴肝三经络属乳房，冲任同起于胞中，主乎胞胎，调节月经，妊主胞胎。任脉之气上布于胞中，冲脉之气上散于胸中，其司乳房之发育、生长、衰萎。从经络循行上说"足厥阴肝脉，上贯膈，布胁肋"，"脾之大络，名曰大包，出渊腋下三寸，布胸胁。胃之大络，名虚里，贯隔络肺，出于左乳下，其动应衣。脾胃之大络，皆布于胸中。足太阴脾脉，络胃，上贯膈"。乳房的经络总属肝经所主，乳房的部位总属脾胃所主。经络以通为用，通则脏腑之精、气、血、津、液得以荣肤克身泽毛，养五官，通九窍。若肝失疏泄、脾失运化，脏腑功能失调必然影响至经络气血郁滞，经络失去通调，闭阻不通，则气机不畅，冲任不得灌养乳络，瘀血凝滞，痰浊凝聚成核，久不消散，至生疮溃烂，乃形成乳腺癌。

气是构成人体和维持人体生命活动的最基本物质，它对于人体具有十分重要的作用，具有多种生理功能，故《素问·五常政大论》曰："气始而生化，气散而有形，气布而蕃育，气终而象变，其致一也。"又有《医权初编》："人之生死，全赖乎气。气聚则生，气壮则康，气衰则弱，气散则死。"气的推动作用，指气具有激发和推动作用。气是活力很强的精微物质，能激发和促进人体的生长发育以及各脏腑、经络等组织器官的生理功能，能推动血液的生成、运行，以及津液的生成、输布和排泄等。人体的脏腑经络，赖气的推动以维持其正常的机能，如血液在经脉中运行于周身，其动力来源于气。"气为血之帅，血随之而运行"，故当气虚时，气的推动作用降低，血流不畅，易造成气滞血瘀，停而不走，形成癥瘕，进一步发展成乳腺癌。并且气还具有温煦作用，意思是气有温暖作用，故《难经·二十二难》曰："气主煦之。"气是机体热量的来源，是体内产生热量的物质基础。其温煦作用是通过激发和推动各脏腑器官生理功能，促进机体的新陈代谢来实现的。当气的温煦作用失常时，机体代谢降低，易生内寒，寒则凝滞，血运不行，同样可以造成癥瘕，发展成乳腺癌。

血，即血液，是循行于脉中的富有营养的红色的液态物质，是构成人体和维持人体生命活动的基本物质之一。血主于心，藏于肝，统于脾，布于肺，根于肾，与五脏关系密切，有规律地循行脉管之中，在脉内营运不息，充分发挥灌溉一身的生理效应。心主血脉，一则行血以输送营养物质，使全身各脏腑获得充足的营养，维持其正常的功能活动，从而也促进血液的生成。二则水谷精微通过脾的转输升清作用，上输于心肺，在肺吐故纳新之后，复注于心脉化赤而变成新鲜血液，所以《侣山堂类辨》说："血乃中焦之汁，流溢于中以为精，奉心化赤而为血。"肺主一身之气，参与宗气之生成和运行。气能生血，气旺则生血功能亦强，气虚则生血功能亦弱。气虚不能生血，常可导致血液衰少。肺通过主一身之气的作用，使脏腑之功能旺盛，从而促进了血液的生成。脾为后天之本，气血生化之源。脾胃所化生的水谷精微是化生血液的最基本物质，《景岳全书·传忠录·脏象别论》云"血者水谷之精也。源源而来，而实生化于脾"。肾藏精，精生髓。精髓也是化生血液的基本物质，故有血之源头在于肾之说。肝主疏泄而藏血。肝脏是一个贮血器官。因精血同源，肝血充足，故肾亦有所藏，精有所资，精充则血足。血与女子健康关系密切，女子青春发育期，下见月水来潮，上见乳房隆起，产后经停而泌乳，均赖血之营养作用。故《圣济总录》云："冲任之经，上为乳汁，下为月水。""乳汁乃气血所化"，"乳房多关乎血"。当血虚时，其荣养作用降低，导致正气不足，无力抵抗邪气入侵，致使邪气留连，血为气之母，血虚气亦虚，无力推动，导致气滞血瘀，停于乳房，发为癥瘕痰核，渐成乳腺癌，血虚无以养，故破溃后疮口难收，易成坏证，预后不良。

总之，正常乳房的生长、发育和分泌功能与脏腑、经络、气血的功能是密切相关的，它秉承先天之精气，受五脏六腑十二经气血津液之所养，在女子随精气的盛衰而出现不同时期的盈亏变化，其生理功能又与月经、胎孕、产育之间相互联系，因此乳房虽属局部器官，但通过与十二经脉及奇经八脉之间的纵横联系，和机体内部脏腑形成一个有机整体。乳房与气血人享受父母之先天精气而成形，呼吸天地之清气，受盛水谷之精气，通过肺、脾、胃等脏腑生理功能的综合作用生成后天之气，并布敷于五脏、经络、血脉、腠理，肝为之通调。气为血帅，它以自身的运动，化生血液、运行血液，化生津液，助其输布、排泄。气能激发推动人体经络器官进行正常生理活动，在气的作用下，人吸收天之清气，食之谷气，气化为人身之气、血、津液，为汗、尿、粪而泄出。在肾精的调节下，女子则吸收脾胃化生的水谷精气，充盈乳房，至其生育则变生乳汁，泌乳婴儿。故若肾气充，胃气和，肝气疏，则乳房发育良好，产后乳汁调匀。若五脏不和，经络失养，痰瘀凝结，成核而不散，久则成乳腺癌。

（三）七情内伤

七情是指喜、怒、忧、思、悲、恐、惊等七种正常的情志活动，是人的精神意识对外界事物的反应。七情与人体脏腑功能活动有密切的关系肝在志为怒，心在志为喜，脾在志为思，肺在志为悲，肾在志为恐，称为五志。

七情是人对客观事物的不同反应，在正常的活动范围内，一般不会使人致病，只有突然强烈或长期持久的情志刺激，超过人体本身的正常生理活动范围，使人体气机紊乱，脏腑阴阳气血失调，才会导致疾病的发生。因此，作为病因，七情是指过于强烈、持久或突然的情志变化，导致脏腑气血阴阳失调而发生疾病的情志活动，因七情而病称为因郁致病。此外，由于某些慢性疾病，体内脏腑功能长期失调，引起人的精神情志异常，称为因病致郁。七情还与机体本身的耐受、调节能力有关。七情致病不同于六淫，六淫主要从口鼻或皮毛侵入人体，而七情则直接影响有关脏腑而发病。七情不仅可以引起多种疾病的发生，而且对疾病的发展有重要影响，它可促进病情的好转与恶化。由于七情是造成内伤病的主要致病因素之一，故为七情内伤。

七情内伤可导致气血运行失常，脏腑功能失调，以致气滞、痰凝、血瘀，经络阻塞而结成体内肿块。七情中与肝脏关系密切，《医宗金鉴》有"乳岩有肝脾两伤，气血凝结而成"的论述，《青囊秘诀》对乳腺癌的病因则有这样的论述："乳岩乃性情每多疑忌……失于调理，忿怒所酿，忧郁所积，浓味酿成，以致厥阴之气不行，阳明之血腾沸。"详细说明了情志与肝气郁滞之间的关系。忧思郁怒，损伤肝脾，以致肝郁而脾虚，运化失司，湿浊停而内生；肝失疏泄，气失条达，而致气滞，气滞不能推动血液，导致血瘀，痰瘀阻于乳络而成核，从而导致乳腺癌。同时过喜伤心、过怒伤肝、过思伤脾、过悲伤肺、过恐伤肾，七情内伤可损伤脏腑功能，继而引起各种疾病。女子善思、易郁，最易影响肝脾的功能而致乳腺癌的发生。现代医学也认为精神情志因素是乳腺癌发生的重要危险因素，有研究者发现情志刺激在乳腺癌的各种危险因素中是最为突出的，认为情志抑郁是乳癌发病的始动因素。大量研究证实，无论是正性还是负性的长期精神刺激，均会增加乳腺癌的危险性，可见情志内伤、忧思郁怒是影响乳腺癌发病的重要因素。正如《疡科心得集》所言："而其致病之由，又不越乎内因外因二者。何谓内因？喜、怒、忧、思、悲、恐、惊，七情也，阴也；何谓外因？风、寒、暑、湿、燥、火，六气也，阳也。发于阳者，轻而易愈，发于阴者，重而难痊。"

（四）饮食劳倦

脾胃为后天之本，脾胃受盛饮食水谷，化生精微，以濡养五脏六腑，如《黄帝内经》记载："饮入于胃，游溢精气，上输于脾，脾气散精，上归于肺，通调水道，下输膀胱。水精四布，五经并行。"宋代严用和在《济生方》中记载："若禀受怯弱，饥饱失时，或过餐五味、鱼腥、乳酪，强食生冷果菜，停蓄胃脘，遂成宿滞。轻则吞酸呕恶，胸满噎嗳，或泄或利，久则积聚，结为癥瘕，面黄羸瘦，此皆宿食不消而主病焉。"说明饮食不节，恣食肥甘厚腻，饮酒无度等酿成湿热内蕴脾胃，阻滞经脉，从而诱发肿瘤。但同时也需要保证饮食质量，不可因噎废食，中焦受气取汁，变化而赤，肝藏血，亦皆统摄于脾，补由于脾胃化生的水谷精微是血液生成的最基本物质，所以有脾胃为"气血生化之源"的说法。饮食营养的优劣，脾胃运化功能的强弱，直接影响着血液的化生，如《医门法律·虚劳论》所言："盖饮食多自能生血，饮食少则血不生。"因此，长期饮食营养摄入不足，或脾胃的运化功能长期失调，均可导致血液的生成不足而形成血虚的病理变化，由血虚而进一步导致乳腺癌的发生。

（五）气滞血瘀，痰核凝结

人体的生命活动离不开气的运动，正常情况下气温煦、推动等作用能促进人体的各种生理活动。《素问·举痛论》曰："百病皆生于气。"气的运行障碍则导致疾病的发生。气机郁滞多与肝的功能失常关系密切，肝主疏泄，调畅气机，若疏泄失常，则气的运动则受到影响。气能行血和行津，气机郁滞可影响血和津液的运行，引起血瘀、痰凝，瘀血和痰浊，又可加重气机的郁滞，形成恶性循环，终致痰瘀搏结于乳房，发为肿块。

瘀血内阻是发生恶性肿瘤的一个重要病机。所谓瘀血，即凡血液循行迟缓、失畅，以及各种原因致使血液瘀结于一定处所引起的症状。外感六淫、内伤七情、饮食劳倦、跌仆金刃、虫兽所伤均可致瘀血，如《张氏医通》所言："人饮食起居，一失其节，皆能使血瘀滞不行也。"寒热虚实皆可致瘀，瘀血的形成与多个脏腑相关。心主血脉，心阳不足，血失温运可致瘀，心的阴血不足，血行不畅可致瘀。肝藏血，主疏泄，疏泄失职则气机不通，气滞血瘀。另一方面，肝气抑郁，日久可化热，热灼阴液，阴血亏少，血行涩滞亦可致瘀。脾能化生气血，主统血，脾的功能受损，化生血液和统摄血液的功能障碍，终可致瘀血的产生。肺朝百脉，辅心行血，肺的生理功能失常亦可影响血运而致瘀。气血之根本在肾，肾中阳气可温运血液，肾中阴精补充脏腑的血液，肾的阴阳气血虚损皆可致瘀。瘀血可导致"癥积"，其特点如《景岳全书》所言："血积有形而不移，或坚硬而拒按。"而很多肿瘤形成与癥积关系密切，如清代徐灵胎曰"噎膈之症（食道癌），必有瘀血、顽痰、逆气阻隔胃气"，清代王清任也说"肚腹结块，必有形之血"，可见，瘀血是恶性肿瘤的发生因素。而恶性肿瘤发生后，由于它的恶性生长，造成对周围组织器官的压迫，以及对临近组织、血管和神经的侵犯，在临床上又常出现局部的疼痛、肿块、皮色青紫、出血、舌紫瘀斑、脉沉涩等瘀血症状，因此，瘀血与恶性肿瘤的形成是常常互为因果关系。

痰浊本是病理产物，但痰浊内生，可成为新的致病因素直接或间接地作用于脏腑、经络、气血，影响疾病的发生和发展。"痰源于肾，动于脾"，故中医认为痰的形成主要与脾、肾两脏相关。脾主运化水湿，肾能气化，两者功能失常，津液代谢障碍，导致水液停留，聚而成痰，痰浊蕴结于乳络，日久可形成肿块。

（六）先天禀赋

先天禀赋即父母双方所赋予的遗传性及先天体质，受到"母精"，即子代在母体内发育过程中的营养状态，以及母体在此期间所给予的影响。同时，父方的元气盛衰、营养状况、生活方式、精神因素等也直接影响着"父精"的质量，从而也会影响到子代禀赋的强弱和对本病的易患性。生殖之精是与生俱来的生命物质，是人体生命的基础。中医学在强调气是构成人体的最基本物质，承认生命物质性的同时，又进一步指出生命是由精气直接形成的，故《素问·金匮真言论》曰"夫精者，身之本也"，《灵枢·决气》云："两神相搏，合而成形，常先身生，是谓精。"精气先身而生，具有遗传特性，决定了先天禀赋的强弱。来源于父母的先天之精气相合，形成了原始的胚胎，转化为胚胎自身之精，成为人体生长发育和繁衍后代的物质基础，《灵枢·天年》："人之始生，何气筑为基，何立而为楯……以母为基，以父为楯，失神者死，得神者生也。"可见先天禀赋之重要，先天禀赋强者，其抗病力较强，正气充足，不易感病，感病后也多能迅速康复，反之，先天禀赋较弱者，则易患病，且病情较重。

总之，乳腺癌产生的病机主要是素体正气不足，脏腑功能衰弱，加之饮食不当、劳伤脾胃，外感六淫或内伤七情、忧思郁怒，日积月累，导致气血运行失常，冲任失调，气滞血瘀，久则聚痰成核，凝结于乳中，积久不治，渐成乳腺癌。正虚为病之本，气滞、痰浊、瘀血为病之标。本病的发生与肝、脾、肾关系最为密切。肝主疏泄，主调节情志，疏调气血，协调女子月经及乳腺功能。脾为后天之本，运化水谷精微而输布全身，亦滋养乳腺。肾为先天之本，是阴阳之根本，肾能藏精，肾精是生命之本源，濡养脏腑，对胞宫和乳腺的发育及生理功能起着重要的调节作用。肝脏对气机的调节起着重要作用，肝的功能正常则气机疏通、畅达，情志异常引起肝的生理功能失常，导致肝失疏泄，气滞血瘀，亦能影响脾之健运，脾的生理功能失常，聚湿为痰，瘀痰内生，渐致痰浊与瘀血互结，聚于乳腺。又脾主思虑，忧思伤脾，脾运不健，气血无以化生，乳腺失于滋养，气虚血瘀，亦可为病。肾虚精怯，天癸不充，肾精不得上行荣乳，乳房失养，遂生癌病。若肝、脾、肾脏长期亏损，气血亏虚、气滞、精亏，日久可导致瘀、痰等病理产物堆积，继而乳腺脉络闭阻，变生乳疾。乳腺癌是因虚而致积，因积而更虚，久则积渐大而体更虚，虚实夹杂，终成气血阴阳俱虚之证，预后极为不良。

第三章 乳腺癌的预防原则

乳腺癌的确切病因至今尚无定论，乳腺癌的发病涉及多种因素，是社会、经济和精神心理等多因素共同作用的结果，个体的遗传因素、对疾病的易感性、社会生活的巨大压力、较差的精神心理的调节能力等因素综合作用于人体，可导致乳腺癌的发病，可见乳腺癌的发病过程是一种生物—社会—心理医学模式。

美国的一项大样本病例对照研究发现，月经初潮年龄与乳腺癌的发生风险呈显著负相关，提示初潮年龄大于 15 岁的妇女乳腺癌的发生风险比初潮年龄小于 12 岁者低，绝经前妇女的乳腺癌发生风险显著大于绝经后妇女，50 岁以前绝经的妇女乳腺癌发生风险显著低于绝经年龄大于 55 岁者。妇女的月经是反应体内雌激素水平变化的标志，故初潮晚、绝经早是乳腺癌的保护性因素。目前，普遍认为初潮年龄早、月经周期短、月经紊乱、有痛经、绝经晚等是乳腺癌的危险因素。

初胎活产年龄及产次与乳腺癌的发生亦有相关性，初潮与初产间隔时间长、初胎年龄晚、足月产次少、未生育等是乳腺癌的危险因素，反之则是乳腺癌的保护性因素。生育第一胎年龄晚于 35 岁的妇女乳腺癌的发生风险比生育早的妇女高出多倍，这可能是因为首次妊娠较早，可导致乳腺上皮较早地成熟而抗突变能力更强。相反，如果初次妊娠年龄与初潮年龄间隔时间长，妊娠晚，则乳腺上皮抗突变能力差而易发生癌变，故初胎年龄晚是乳腺癌的危险因素。

人工流产有可能增加乳腺癌的发病风险，原因可能是人工流产后，体内原本因受孕而升高的激素水平突然下降，使增殖的乳腺细胞停留在细胞周期的某一阶段，该阶段的乳腺细胞对致癌物质较敏感，一旦感受诱因即可导致乳腺细胞发生癌变。

乳腺的发育受雌、孕激素的共同影响，无论正常的乳腺上皮细胞还是恶性乳腺上皮细胞，在其促进作用下出现增生。与此同时，体内包括雌激素、孕激素、促性腺激素、促甲状腺激素、催乳素、雄激素等在内的激素均在乳腺癌的进程中产生影响，其中雌激素对乳腺癌的促进作用最为明显。

乳腺癌通常按照以下的过程发展而来：正常乳腺组织—乳腺增生—非典型增生—原位癌—浸润癌。良性乳腺增生患者比正常人发生乳腺癌的风险高，因此必须重视良性增生性乳腺疾病。乳腺增生患者在外界因素刺激或自身调节能力下降的情况下，可导致乳腺非典型增生，进一步发展可发生癌变。

现代社会环境破坏、生活压力、工作失意等给女性的身心带来巨大影响，这些因素综合作用，使妇女承受着巨大的压力，超过身体负荷即可增加乳腺癌的发生风险。所以说精神因素是乳腺癌的发生的重要诱因。

吸烟对乳腺癌是否产生不良影响尚存在争议，国外开展的一项大样本病例对照研究显示抽烟对 1547 名乳腺癌患者与 1930 名对照组成员的影响并无显著差异。国外学者采用队列研究的方法，得出的结果显示吸烟妇女患乳腺癌的危险比不吸烟者高出接近于 1.5 倍，并且吸烟的数量越多和年数越长，患乳腺癌的可能性越大。

饮酒可使体内 BRCA1 灭活，BRCA1 是重要的抑癌基因，失活后增加雌激素的反应，对乳腺癌的发生有促进作用，故酒精是乳腺癌的危险因素。

高脂肪饮食的摄入可增加乳腺癌的发生风险，而钙等一些营养素可降低乳腺癌的发病风险，饮食因素对乳腺癌的作用呈现双面性。高脂肪饮食促进乳腺癌发生的可能机制是高脂饮食摄入导致体内脂肪堆积过多，脂肪在乳腺组织聚集过多，可使雌激素分泌增加，刺激乳腺增生，而增生的乳腺组织有较高的概率发展成为乳腺癌。此外，游离的脂肪酸可与钙结合，使细胞内钙浓度降低、细胞结构和信号传导系统遭到破坏，导致和促进细胞的癌变。乳腺癌患者血清钙含量常随着期别的增加而显著降低，提示血清中钙的水平可能与乳腺癌的发生和发展有关，提高体内钙的水平，可能有助于乳腺癌的防治。

国外的一项调查研究结果显示，在绝经后妇女中，体力活动与乳腺癌发病风险呈负相关。无论何种方式运动都可以通过影响体内雌激素水平来实现对乳腺组织的保护作用，适度运动不仅可降低雌激素水平，也可增强机体的免疫力，机体的免疫力改变可产生对乳腺癌的生物效应。

乳腺癌的发生与遗传因素密切相关，目前公认乳腺癌家族史是乳腺癌的重要危险因素。

猝然逢之，早遏其路，防患于未然。乳腺癌的预防提倡早预防，在癌前病变阶段给予有效的干预，可以明显降低乳腺癌的发生率。然而目前我国乳腺癌发病率仍然持续上升，原因是多方面的，内在根本原因还是与预防疾病的意识不够普及有关。中医认为乳腺癌的病因为：（1）六淫外侵，邪毒留滞。邪毒侵袭，寒、湿、热等外邪及邪毒侵袭人体，久则煎熬气血津液而致瘀凝痰结，结聚于乳络而成乳腺癌。（2）正气不足，气血两虚。此为本病发生的内因和根本，气虚引邪客于乳络则成乳腺癌。（3）内伤七情，即精神致病因素，此为乳腺癌发病的重要原因。情志失调、忧思郁怒，所愿不遂，肝失条达，郁久而耗损肝脾，运化失司，湿浊内生，气血瘀滞，阻于乳络而成核。（4）饮食劳倦。恣食膏粱厚味，损伤脾胃，脾胃运化失司，则清阳不升，浊阴不降，留于中焦，滞于隔间，生湿聚痰，酿痰生热，以致经络不通，气血不行，气滞、痰浊、血瘀等病理产物滞于乳络则可变生乳腺癌。（5）气滞血瘀，痰核凝结。由于气郁痰浊结聚或气滞血凝，停而不散，发癥瘕，久则结成坚核。（6）先天禀赋。

　　"治未病"是中医理论体系中重要的组成部分之一。《素问·四气调神大论》中有"是故圣人不治已病，治未病，不治已乱，治未乱，此之谓也"的论述，治未病需要做到三点：（1）在患病前做到未病先防，（2）患病后要做到既病防变，（3）恢复期要做到愈后防复。"未病先防，既病防变"是中医预防理论的精髓，而中医药在防治乳腺癌方面有其独特优势，需要将治未病的思想和乳腺癌的病因联系起来，二者结合，以预防乳腺癌的发生及提高乳腺癌患者的生存质量。

一、未病先防

1. 起居有时，避风寒

　　《素问·上古天真论》曰"夫上古圣人之教下也，皆谓之虚邪贼风，避之有时"，虚邪贼风指的就是六淫邪气，为所有外感原因的统称。其中尤以风寒为最，风为百病之长，善行而数变，最常夹在寒气侵袭人体，如巢元方《诸病源候论》所言："乳石痈之状，微强不甚大，不赤，微痛热，热自歇，是足阳明之脉，有下于乳者，其经虚，为风寒气客之，则血涩结成痈肿，而寒多热少者，则无大热，但结核如石，谓之乳石痈"，风寒邪气侵袭人体，留而不去，导致气血运行障碍，产生瘀血，最终导致乳腺癌的发生，故古代治疗乳腺癌初起时，常先施以灸法，以散风寒之气。

　　避风寒主要需要注意三点。（1）避免睡眠当风，卫气司人一身之防卫，并且主人之睡眠，人清醒时，卫气行于阳，卫气充盛，人的抵抗力也强，人睡眠时，卫气行于阴，其抵抗力则弱，所以睡眠时处于风口位置则最容易令风寒之气侵袭。（2）避免汗出当风。卫气司腠理之开阖，腠理即人之皮肤毛孔，卫气开泄，腠理得开，汗得出，此时人同样处于较低的抵抗力状态，而为了缓解汗出身热的情况，往往喜欢吹风或者冷气，易导致风寒入侵，引起疾病，如《素问·疟论》曰："腠理开，则邪气入，邪气入，则病作。"（3）注意季节天气变化，季节天气变化剧烈，易产生不正之气，不正之气强盛，正不胜邪则易患病，所以季节交替或天气变化时，是外感疾病的多发时段。

2. 扶正培本，固护气血

　　正气不足是所有疾病发生的根本内在原因，正气内守，邪不可干，正气充足，即使遇到邪气强盛的情况，也不容易发病，即使发病也病势较轻、易痊愈。历代医家对于乳腺癌的病因均认为正气不足、气血虚弱为根本病因，如明代李中梓认为正气不足，气血阴阳亏虚，脏腑机能衰退，正不胜邪，邪气踞于乳络是本病发生的前提及决定因素。

　　故扶正培本，固护气血为预防乳腺癌的最重要的法则。扶正可提高人体的免疫功能，对正气不足的高发人群，及时进行调理，可能会减轻肿瘤的发病率。对于扶正培本，固护气血，一般采用药物加工成药膳、药茶等作为养生方式服用。扶正培本，固护气血以调养脾胃为主，脾胃为生气之源，为气血化生之源，李东垣曰"人以胃气为本"、"百病皆由脾胃衰而生"。乳房属胃，胃与脾相表里，脾胃居于中焦，主运化。《傅青主女科》载："夫人以血为用，若脾气虚弱，则血感不足。"脾为后天之本，运化水谷精微、生化气血、运化水湿，促进消化吸收，输布气血津液，滋养乳腺。脾气虚弱，化生无缘，中气不足，气滞血瘀，导致冲任不通。或忧思伤脾，脾失运化，湿聚成痰，痰阻乳络，可见乳房结核。若湿与热相抟结，结于乳络，可导致乳腺癌的发生。实践中常用益气健脾，运脾利湿等方法调和脾胃。健脾益气可以选用莲子肉、党参、黄芪、白术、炙甘草、白扁豆等，运脾利湿可以选用薏苡仁、茯苓、荷叶、赤小豆等。

调养脾胃同时亦需重视肝肾。肝主疏泄，调畅气机，调节情志，喜条达而恶抑郁，具有协调月经及乳房的功能。肝主藏血，妇人以肝为先天，血为气之母，肝之阴血不足可导致机体气虚，气不足又无力推动血运，气血运行不畅，乳络不通，则乳房结块。并且肝属木，脾胃属土，木易克土，所以临床中常见患者抑郁不舒，同时导致脾胃失调，引起消化不良、呃逆、腹泻等症状。而乳腺癌患者多伴情志不畅，属肝气郁结证，应以疏肝解郁、健脾和胃来预防和治疗。《景岳全书》云："乳岩属肝脾二脏郁怒，气血亏损，故初起小核结于乳内，肉色如故，其人内热夜热，五心发热，肢体倦瘦，月经不调。用加味逍遥丸、加味归脾汤……若积久渐大巉岩，色涩出水，内溃深洞为难疗，但用前归脾汤等药能延数月。"常用方法有疏肝理气，养肝和血，调肝健脾等，疏肝理气可用柴胡剂进行加减，可以用柴胡、白芍、香附、郁金等以行气解郁。养肝和血，可以用白芍、山茱萸、木瓜等，补养肝血，荣养肝经。调肝健脾可以用加味逍遥丸之疏肝健脾法，采用柴胡、薄荷、香附等梳理肝气，茯苓、白术、炙甘草等强健脾胃，达到肝脾同调。

《素问·六节藏象论》曰："肾者，主蛰。封藏之本，精之处也。"肾藏精，肾精可濡养全身脏腑，充养乳腺，影响乳腺的生理功能，精血同源，精足则血亦充盛。肾统摄一身之元阴元阳，为元气之根，元气旺盛，则正气亦强。肾与脾胃也关系密切，如《素问·水热穴论》云"肾者，胃之关也。关门不利，故聚水而从其类也"，肾主水，调节水液代谢，肾功能失常，导致水液代谢失常，水饮积于中焦，影响脾胃功能。脾为生痰之源，肾为生痰之根，脾肾协调则运化水湿功能正常，不生痰饮，否则痰饮多生，聚于乳房生成痰核，久则成乳腺癌。常用益肾补脾法，益肾以杜仲、牛膝、山药、菟丝子、枸杞等，补脾用党参、黄芪、白术、炙甘草等。

3. 调节情志

情志内伤是乳腺癌形成的重要病因，过喜伤心、过怒伤肝、过思伤脾、过悲伤肺、过恐伤肾，乳头属足厥阴肝经，肝脉布络胸胁。肝主疏泄，喜调达。肝舒畅气血，调节情志，协调女子的月经及乳腺功能。郁怒伤肝，则脉络气机不畅，气滞血瘀。历代医家对此做了详尽的阐述，如南宋陈自明《妇人大全良方》认为"此属肝脾郁怒，气血亏损"，这是目前可见乳腺癌病因情志的最早记载。其后朱丹溪《丹溪心法》中认为："若不得于夫，不得于舅姑，忧怒郁闷，昕夕积累，脾气消阻，肝气横逆，可生成隐核，数十年后即疮陷为奶岩。"明代张觉人《外科十三方考》记载"乳岩则因七情气郁而成"，薛己《立斋外科发挥》认为乳岩"乃七情所伤肝经，血气枯槁之症"，陈实功《外科正宗》"又忧郁伤肝，思虑伤脾，积想在心，所愿不得志者，致经络痞涩，聚结成核"。清代王洪绪《外科全生集》认为："是阴寒结痰，此因哀哭忧愁，患难惊恐所致。"《医宗金鉴》卷四十九乳岩论治："乳岩之证，初起结核如围棋子大，不痛不痒。五七年或十余年，从内溃破，嵌空玲珑，洞窍深陷，有如山岩，故名乳岩。皆缘抑郁不舒，或性急多怒，伤损肝脾所致。"可见，除喜之外的怒、忧、思、悲、恐、惊六情皆可导致乳腺癌的形成，女子善忧愁，喜悲伤，所以乳腺癌主要多发于女性，主要损伤为肝脾，肝郁而脾虚，气血无以生化。同时因病症困扰，容易加重抑郁忧愁，从而使病情进一步恶化。

调节情志在药物上可选用上述疏肝健脾之法，同时需要重视自身对于情志的调节，只有自身保持良好心情、良好的心态，才能预防乳腺癌的发生。可以多参与户外运动，适当的运动有利于气机的运转，能够使心情舒畅。也可以种植花草以陶冶情操，古代文人抑郁不得志时常采用此法，使心态自然平和。也可饲养宠物，有研究称饲养宠物可以有效降低抑郁症的发生。

4. 饮食有节

脾胃为后天之本，脾胃受盛饮食水谷，化生精微，以濡养五脏六腑。如《黄帝内经》记载："饮入于胃，游溢精气，上输于脾，脾气散精，上归于肺，通调水道，下输膀胱。水精四布，五经并行。"暴饮暴食，恣食肥甘厚腻，导致脾胃失常，痰饮积聚，气血无以化生。强健脾胃可用上文健脾益气之法，同时需要自身的自律，养成饮食规律的习惯，避免饥饱失常，如《脾胃论》所言"劳役饮食不节继之，则元气乃伤"。还需要节制饮食欲望，现代社会，饮食丰富，品类齐全，如不节制，则易放纵恣食，导致脾胃负担加重，久成损伤。

5. 固护先天，不妄作劳

肾为先天之本，是人体生命活动的本源，藏真阴真阳，通盛冲任二脉，对胞宫和乳腺的发育及其生理功能有决定性作用。肾藏精，主生殖。肾所藏之元精化生为"天癸"，天癸至标志女子性器官的生长发育，其中包括乳房的生长发育。《景岳全书·传忠录·先天后天论》曰："以人禀赋言，则先天强者多寿，后天薄弱者多夭。"可见先天的不足、脏腑虚损、功能失调是导致乳岩发生的重要的病理机制；而肾阳虚则不能温蕴脾阳，脾阳气化无力，无以化生气血，水湿不能健运，湿聚成痰，结于乳络；肾阴虚则虚火上炎，可灼津为痰，痰阻乳络，也可产生乳中结核。年老体虚，肝肾不足，气血虚弱，冲任二脉空虚，气血运行失常，以致冲任失调，气滞血瘀，久则聚痰酿毒，相互抟结于乳中而成乳腺癌。肾精充足决定了先天禀赋的强弱，先天肾精来源于父母，不可改变。但可以通过补养脾胃，调节后天之本，以后天之精补养先天之精，而达到增强体质的作用。预防方法上，可以采用上文的补肾之法。

不妄作劳，指的是除了正常的劳动外，不要做过度的操劳，以免影响身体。如《素问·上古天真论》所言："上古之人，其知道者，法于阴阳，合于术数，食饮有节，起居有常，不妄作劳，故能形与神俱，而尽终其天年，度百岁乃去。"而妄作劳表现为三个方面：心劳，体劳，房劳。如《素问·上古天真论》所批判："今时之人不然也，以酒为浆，以妄为常，醉以入房，以欲竭其精，以耗散其真，不知持满，不时御神，务快其心，逆于生乐，起居无节，故半百而衰也。"所以要做到不使心劳，保持良好心情，疏解抑郁，"恬惔虚无，真气从之，精神内守，病安从来"。不使体劳，包括不使身体过度疲劳，不过度饮食，二者皆耗伤正气，如李东垣观点"劳役饮食不节继之，则元气乃伤"。不使房劳，即节制房事。

二、既病防变

中医在治未病方面不仅重视未病先防，同样重视既病防变。乳腺癌自始至终表现为一系列正气为病邪所消耗的过程，病邪的产生、癌瘤的发生与发展均本于正虚，随着病程的进展，病邪不断地耗散正气，且现代手术、放化疗等治疗方法也会导致正气进一步亏虚，从而有可能出现多处转移的表现。忧思郁怒，损伤肝脾，以致肝郁而脾虚，运化失司，湿浊停而内生；肝失疏泄，气失条达，而致气滞，气滞不能推动血液，导致血瘀，从而进一步加重症状。患病中，若不注意饮食，饥饱失时，或过餐五味、鱼腥、乳酪，强食生冷果菜，导致饮食停蓄胃脘，遂成宿滞，引起痰饮，痰饮停止，病情不解，复伤脾胃，气血不足，抵抗力低下，病情迁延不愈，因此在乳腺癌的既病防变中主要注意保护正气、调节情志、健脾益胃三个方面。

中医治未病理论指导中，防止乳腺癌进一步恶化，预防乳腺癌术后复发、转移，总的治疗原则为保护正气，扶正祛邪。中医辅助性预防治疗可以有效提高西医综合治疗乳腺癌术后的疗效，可以进一步降低乳腺癌术后复发转移率，延长患者生存时间。中医辅助治疗乳腺癌，通过分期、辨证施治的个体化治疗，预防乳腺癌术后复发转移有明显疗效。气虚证加减四君子汤，血虚证予以益气养荣汤加减，阴虚证予以六味地黄汤加减，气郁证予以加味逍遥散，痰湿证予以温胆汤加减，血瘀证予以加味归脾汤，并且可以在此证型基础上加用抗肿瘤药物，土茯苓、龙葵、草河车、白英、猫爪草、半枝莲、土鳖虫、山慈姑等。

古代文献中已经有许多调节情志对乳腺癌治疗的记载。从宋金元时期开始，许多的医家已就经开始重视了情志疗法对乳腺癌治疗的重要性。明代的薛立斋也比较注重情志及生活起居的调养，他在其著作《立斋外科发挥》中记载："宜戒七情、远浓味、解郁结……庶可保全，否则不治；亦有二三载，或五六载，凡势下陷者……最毒，慎之"，说明了调畅情志、清淡饮食才有助于乳腺癌的恢复。《丹溪心法》中也强调调节情志的方法，其曰"若于始生之际，便能消释病根，使心清神安，然后施之治法，亦有可安之理"，指明早期治疗乳岩是有治愈可能的，并随后附医案一则：予侄妇，年十八时得此证，性急，脉实，所难者后故耳，遂以青皮单煮汤与之，间以加减四物汤，两月而安。以青皮破气散结，舒肝缓急，再以加减四物汤补血和血调治，终收全效之功。

脾胃为气血生化之源，为后天之本。疾病过程中，应注意节制饮食，在不失营养的情况下尽量清淡饮食。少食生冷辛辣之品，饮食生冷易导致寒凉损伤脾胃，聚湿生痰，辛辣食品，辛热温燥，易耗伤气血，损伤津液，同时造成邪热内生，引起乳腺癌红赤肿痛，腐肉生脓。

同时需要预防乳腺癌术后的转移。乳腺癌术后远处转移并不少见，骨骼是乳腺癌最为常见的转移部位。在乳腺癌远处转移中，首发症状为骨转移者占27%～50%。有研究对于淋巴结阴性乳腺癌患者术后10年随访，发现转移器官最多发的依次为骨转移（33%）、肺转移（23%）、肝脏转移（7%）、皮肤转移（5%）、淋巴结转移（3.5%）、颅内转移（3%）。研究发现，在晚期转移乳腺癌中，骨转移的发生率为65%～75%。"肾为先天之本"，"肾藏精，主骨生髓"，根据肾脏这一生理特点，选用温肾助阳的中药来扶正，预防骨转移；"肺为娇脏"，"虚如蜂巢"，而"肝木刑肺金"，因此肺脏是乳腺癌极易发生转移的部位，选用益气养阴的中药先安未受邪之地，预防肺转移；乳腺癌肝脏的转移仅次于肺转移，肝藏血，主疏泄，选用养血疏肝药物预防肝转移。"毒"、"痰"、"瘀"是乳腺癌复发转移的关键因素，加以解毒、祛痰、化瘀的中药抗乳腺癌治疗。

手术治疗在乳腺癌各种治疗手段中占据着主导地位，但术后常见各种并发症，如患侧上肢水肿、皮瓣坏死、皮下积液等并发症。中医中药在减少术后并发症，促进术后体质恢复疗效确切。

如缓解上肢水肿，由于手术过程中腋窝淋巴结清扫及局部组织切口造成的淋巴回流和血液循环障碍、手术创伤和术后疤痕造成的腋静脉狭窄使上肢静脉回流受阻等原因，致乳腺癌术后患者出现不同程度的患侧上肢水肿，中药在一定程度上可以减轻患者上肢水肿的痛苦，可采用补阳还五汤、五苓散等治疗。

三、愈后防复发

中医对乳腺癌术后复发的认识：正气内虚是乳腺癌复发转移的决定因素，乳腺癌术后及放化疗后导致脏腑气血亏虚，是乳腺癌复发转移的关键，正所谓"正气存内，邪不可干"，"邪之所凑，其气必虚"。祛除余邪，邪以毒、瘀、痰为乳腺癌复发转移的主要致病因素，《瘟疫论》曰"若无故自发，以伏邪未尽"，乳腺癌术后仍有余毒残留在体内，余毒未尽是乳腺癌复发转移的核心因素。

第四章　乳腺癌的治疗方法

　　乳房是女性重要的第二性征，亦是女性孕育后代的重要器官，是现代高度文明社会中女性魅力与自信所在。明代李时珍的《本草纲目》中就载有乳汁："谓之仙人酒、生人血、白朱砂，种种名色。盖乳乃阴血所化，生于脾胃，摄于冲任。未受孕则下为月水，既受孕则留而养胎，已产则赤变为白，上为乳汁"，可见乳房对于女性的重要性。而乳腺癌作为乳房健康的头号杀手，日渐受到人们重视，现代医学治疗乳腺癌一般采用手术、放化疗等方法，其效果并不理想，而且由于手术对乳房损伤而引起的社会心理问题也应当受到重视。

　　中医药在乳腺癌的综合治疗中占有重要地位，已证实中医药可以改善患者症状，提高生活质量，且一定程度上具有减缓或抑制肿瘤复发转移的作用。现梳理历代关于乳腺癌的治疗方法，望为临床治疗提供更好的思路。

一、文献整理

1. 魏晋至隋唐

　　秦汉时期未见明确乳腺癌记载，亦未见相关方药治疗，至东晋时期，葛洪提出了内治外治等治疗乳腺癌方法。

　　东晋葛洪的《肘后备急方·治痈疽妒乳诸毒方》中同时记载了内治法与外治法并用治疗乳腺癌的方法，如"痈结肿坚如石，或如大核色不变……鹿角八两，烧作灰，白蔹二两，粗理黄色，磨石一斤，烧令赤，三物捣作末，以苦酒和泥，浓涂痈上……取消止，内服连翘汤下之"，并配合"烧石令极赤，纳五升苦酒中，复烧，又纳苦酒中，令减半止，捣石和药"。书中还有灸法治疗的记载，并强调了瘰疬、痈疽等疾病需慎用针刺及拔罐方法治疗："若发肿至坚，而有根者，名曰石痈。当上灸百壮，石子当碎出……痈、疽、瘤、石痈、结筋、瘰，皆不可就针角，针角者，少有不及祸者也。"葛洪还记录了治疗一切痈肿的效方，并详细说明了药物制备的注意事项，如："取白炭灰、荻灰，等分，煎令如膏，此不宜预作；十日则歇……若用效验，本方用法，凡痈肿用。"

　　西晋皇甫谧在《针灸甲乙经》卷十二的"妇人杂病等第十"中记载了针灸治疗乳房病中的乳痈和妒乳，其中关于乳痈的记载："乳痈，凄索寒热，痛不可按，乳根主之"、"乳痈，太冲及复溜主之"、"乳痈有热，三里主之"。关于妒乳的记载：

"妒乳，太渊主之。"皇甫谧已经能够熟练地运用针灸治疗乳房病，并指出乳根、太冲、复溜、太渊、足三里等穴位可以治疗乳疾，为后世针灸治疗乳腺癌提供了思路。

唐代孙思邈《备急千金要方》中提到："妇人女子乳头生小浅热疮，痒，搔之黄汁出……百种治不瘥者，动经年月，名为妒乳。"这里妒乳指的是现代的乳房湿疹样癌。书中提到对妒乳的治疗："急灸两手鱼际各二十七壮……便可手助挼将之，则乳汁大出，皆如脓状。内服连翘汤，外动经年月名为妒乳……宜以赤龙皮汤及天麻汤洗之，敷二物飞乌膏及飞乌散佳。若始作者，可敷黄芩漏芦散，及黄连胡粉散并佳。"对于妒乳的治疗，孙思邈采用了灸法、内治法、外治法三种方法一起治疗，用药上以疏风散寒、清热解毒、软坚散结为原则。

唐代王焘所著的《外台秘要·乳痈肿方》中记载了各医家对乳痈的治法："《广济》疗乳痈大坚硬，赤紫色，衣不得近……大黄、芍药、楝实、马蹄……覆取汗，当睡着，觉后肿处散不痛，经宿乃消……明晨更服一匕，忌冲风热食"，"《深师》疗乳痈肿消核……芍药、通草、桂心、昆布、白蔹、附子（炮）、黄芪、人参、海藻、木占斯（各一两），上十味捣散，以清酒服一钱匕……当先食，并疗颐下气结瘰病。"书中亦记载了许多医家治疗难治性或久治难愈的乳痈的经验："又乳痈众医不能疗……猪膏年多者佳，柏皮三斤去黑皮，以猪膏煎之，当稍稍煎，柏皮熟……更煎余柏皮如初，尽以涂疮甚验"，"葛氏疗妇人乳痈妒肿者，或经久众疗不瘥方。坚硬紫色削柳根皮捣熟，熬令温，帛囊盛熨乳上……甚良，一宿即愈……研米槌二枚，煮令热，以絮及巾覆乳上……大黄、灶下黄土各一分（末），生姜二分，上三味捣末，醋和涂乳……刘涓子不用生姜，用生鱼三味等分，余比用鲫鱼妙。"方药上亦多用疏风散寒、清热解毒、软坚散结之品，同时注意补益药物的应用，防止正气不足。

由上可以看出，魏晋至隋唐时期的医家都比较重视内外法并用治疗乳腺癌，已经出现了外用的膏剂、散剂以及洗剂。局部外敷的药物多以清热解毒、去腐生肌之品为主，外治法中除了局部中药外敷以外，还较多地使用灸法治疗。使用灸法可以增加身体的阳气，温通经络、祛湿散寒、行气活血、消肿散结，而且艾灸的温热可以达到机体深层，透经达络，达到温阳扶正的效果。在内治法方面，晋隋唐的医家比较善于使用连翘汤等方药治疗，主要使用的是连翘、白蔹、黄芩、生地黄、栀子等清热解毒的中药。用药特点上，此时期医家多认为乳腺癌具有寒热错杂的特点，用药上兼顾寒热，温清并用，既用姜、桂、灶心土等温煦中阳，亦用黄芩、大黄、连翘等清散郁热，又使用了黄芪、人参等补益药物，补益气血，扶正祛邪，亦防止攻伐太过，损伤正气。

2. 宋金元时期

金代的窦汉卿在《疮疡经验全书》中指出"乳岩乃阴极阳衰，虚阳积而与，血无阳安能散？致血渗于心经，即生此疾"，认为乳岩的病机是阳虚阴盛、寒痰凝聚，并指出了此病的预后"未破可疗，已破即难治"。在治疗上，窦氏指出"未破用蠲毒流气饮，加红花、苏木、生地、熟地、青皮、抚芎、乌药、甘草、小柴胡、瓜蒌仁"，以理气活血之品为主。窦汉卿比较注重早期诊治的重要性，强调乳腺癌"早治得生，迟则内溃肉烂，见五脏而死"，认为乳腺癌要早发现、早治疗才是最有效的方法。

宋代陈自明在《妇人大全良方·疮疡门妇人茧唇》中谈到乳岩的症状及治则治法："若初起内结小核，或如鳖棋子，不赤不痛，积之岁月渐大，巉岩崩破，如熟石榴，或内溃深洞，血水滴沥，此属肝脾郁怒，气血亏损，名曰乳岩，为难疗"，"治法：焮痛寒热，宜发表散邪；肿焮痛甚，宜疏肝清胃；或不作脓，脓成不溃，宜用托里；或肌肉不生，脓水清稀，宜补脾胃；或脓出反痛，恶寒发热，宜补气血；或肿焮作痛，晡热内热，宜补阴血；或饮食少思，时作呕吐，宜补胃气；或饮食难化，泄泻腹痛，宜补脾气；或劳碌肿痛，宜补气血；怒气肿痛，宜养肝血。慎不可用克伐之剂，复伤脾胃也。乳岩初患，用益气养荣汤、加味逍遥、加味归脾，可以内消；若用行气破血之剂，则速其亡"，根据情况辨证施治，或解表，或疏肝清胃，或托里，或补脾胃，或补益气血，方用益气养荣汤、加味逍遥散、加味归脾汤等为后世乳腺癌治疗提供了准则。并且重视固护正气，不提倡使用行气破血药物，避免损伤脾胃，进一步加重症状。而且在乳房疾病是否有脓上提出辨脓重触诊，他认为："凡痈疽以手按之，若牢抑未有脓，若半抑已有脓也，又按之肿上不热者为无脓，热甚者为有脓，急破之。"辨别是否成脓，是确立治疗方法的前提和基础，单凭问诊和局部望诊，很难做出正确判断，陈氏视触诊为判断成脓与否的关键，直至今日，触诊仍作为临床判断痈疽成脓与否的重要手段，可谓切中要害，裨益后人。

朱丹溪在《格致余论》中提出"乳房阳明之经，乳头厥阴所属。乳子之母，不知调养，怒忿所逆，郁闷所遏，厚味所酿，以致厥阴之气不行，故窍不得通而汁不得出，阳明之血沸腾，故热甚而化脓。亦有所乳之子，膈有滞痰，口气焮热，含乳而睡，热气所吹，遂生结核"，认为乳房属肝胃，因郁怒伤肝或饮食厚味或哺乳失法而导致损伤阴血，炼液成痰，而发展成乳腺癌。同时，《丹溪心法》中描述了"奶岩"的临床症状及治疗方法，"又有积忧，结成隐核，有如鳖棋子……十数年方为疮陷，名曰奶岩，以其疮形嵌凹似岩穴也，不可治矣。若于始生之际，便能消释病根，使心清神安，然后施之治法，亦有可安之理"，认为乳腺癌的形成与情志不畅、忧怒郁闷有关，"一有怫郁，诸病生焉"，或大怒不息等，日久由气及血，由血涉痰，变生多端，甚则血结痰凝而成肿块痛疾，最终形成乳腺癌，治疗上应调畅情志。在治疗药物上提出："疏厥阴之滞以青皮，清阳明之热细研石膏，行污浊之血以生甘草节，消肿导毒以瓜蒌子，或加没药、青橘叶、皂角针、金银花、当归头。或汤，或散加减，随意消息，然须以少酒佐之。若加以艾火两三壮于肿处，其效尤捷"，治法于理气清热散结之时佐以温通之法，或用酒或用艾灸，使得清热而不留滞。对于晚期破溃的乳腺癌的治疗，书中也有记载："乳栗破，少有生，必大补，人参、黄芪、川芎、当归、青皮、白术、连翘、白芍药、甘草节"，晚期溃破，病情严重，只能大进补益药物，以冀正还而邪退。朱丹溪书中还记录医案一则："予侄妇，年十八时得此证，性急、脉实，所难者后故耳。遂以青皮单煮汤与之，间以加减四物汤，两月而安。"方中以青皮行气散结、舒肝缓急，以加减四物汤补益气血，取得较好疗效。

宋金元时期的医家在治疗乳腺癌方面主要是以内治法为主，方药上多选用益气养荣汤、逍遥散、归脾汤、四物汤等加减，以益气补脾、疏肝理气、行气活血之品为主，同时佐以少量的清热解毒的药物。我们发现，宋金元时期的医家善用青皮、陈皮、木香、柴胡等疏肝理气的药物，可以看出他们认为乳腺癌的主要病机为肝气郁滞、情志不畅，所以他们同时也比较重视情志疗法，注意调畅情志。宋代的医家陈自明特别强调了一点，就是治疗上应慎用行气破血之品，他认为，乳腺癌的形成本身就是因为肝郁脾虚，气血亏损，而用攻伐之品，会伤及脾胃，导致脾气更虚，气血越发不足，所以他在治疗上以疏肝理气，益气养血为法。

3. 明清时期

明清时期，外科专著较多，出现了"百家争鸣，百花齐放"的局面。有关乳岩的病因病机、治疗及预后转归等方面的记载均较为详细，并且逐渐完善。

明代的陈实功是中医外科的代表人物，对本病的认识较为成熟，在其代表作《外科正宗》中列有"痈疽原委论"、"痈疽治法总论"、"乳痈论（乳岩）"等章节，详细论述的本病的症状、病因病机及治疗方法。陈氏认为乳腺癌的病因病机为"忧郁伤肝，思虑伤脾，积想在心，所愿不得志，致经络痞涩，聚结成核，初如豆大，渐如棋子，半年一年，二载三载，不疼不痒，渐渐而大，始生疼痛，痛则无解，日后肿如堆栗，或如覆碗，色紫气秽，渐渐溃烂，深者如岩穴，高者若泛莲，疼痛连心，出血作臭，其时五脏俱衰，四大不救，名曰乳岩"，并指出乳岩的预后："凡犯此者，百人百必死。"在治疗上，陈氏指出"如此症知觉若早，只可清肝解郁汤或益气养荣汤，患者再加清心静养、无挂无碍，服药调理只可苟延岁月"，症状宜早发觉，早治疗，根据情况选用清肝解郁或者益气养血治法，同时亦虚患者自身保持良好心情。又提出了外治法："惟初生核时，急用艾灸核顶，待次日起泡挑破，用铍针针入四分，用冰蛳散条插入核内，糊纸封盖，至十三日，其核自落，用玉红膏生肌敛口，再当保养不发。"这说明了在乳腺癌早期，内治、外治法并用，内治清肝养脾，外治敛疮生肌，并结合情志疗法，可延长患者的生存期，并减少局部复发。书中还指出了男性乳腺癌与女性乳腺癌治法的区别："又男子乳节与妇人微异，女损肝胃，男损肝肾……以此肝虚血燥，肾虚精怯，血脉不得上行，肝经无以荣养……治当八珍汤加山栀、牡丹皮，口干作渴者加减八味丸……已溃作脓者十全大补汤。"陈氏认为男性乳腺癌是由于肝肾两虚，血脉失养所致，故用八珍汤、八味丸之类补益肝肾。随后附有一男性乳腺癌患者治疗过程的病例："一男子年过五旬，因妻丧子不成立，忧郁伤肝，左乳结肿……先以小柴胡汤加青皮、山栀、远志、贝母，数服而肝脉稍平；又以八珍汤仍加前药十余服，其肿渐腐为脓；更服益气养荣汤……彼为内医所惑，谓郁怒伤肝，肝经有火，不必用补，更服降火、流气、宽中等剂……肝脉复弦，口干作渴，邪火内淫；饮食减少，脾土受伤……以上俱内损症也，辞不治，后月余果死。"治男子乳腺癌亦先疏肝解郁、软坚散结，而后补益肝脾肾。陈氏对乳腺癌的恶性程度及不良预后也有所认识，所记载的与现代乳腺癌相符的几个病例大多预后极差，为"不可治"。陈实功治疗乳腺癌的观点是：治疗及时，强调早发现早治疗；早期注重疏肝解郁，后期注重益气养营；内治外治法兼用，并注重调理情志。陈氏治疗乳痈乳岩的常用方剂为：清肝解郁汤、益气养荣汤、八珍汤、十全大补汤加减，并且多用青皮、丹皮、木香等药。可以将陈实功所用方药总结为"治乳八法"：①发汗解表，消疮败毒；②清热解毒，消痈散结；③疏肝解郁，行滞溃坚；④补益气血，养营化痰；⑤温阳散寒，活血行瘀；⑥托毒排脓，去腐生新；⑦消乳散结，调血化瘀；⑧铍针泄毒，开门逐寇。

明代龚廷贤《寿世保元》中记载了妇人若患乳岩，"初便宜服疏气行血之药，亦须情思如意可愈"，指出了乳腺癌的初期治疗宜使用疏肝理气、活血行血之品，同时还应注意情志调理在治疗中的作用，需做到调畅情志。若乳腺癌已溃破成疮后："妇人乳岩……如成疮之后，则如岩穴之形，或如人口有唇，赤汁，脓水浸淫胸胁，气攻疼痛，用五灰膏，出其蠹肉，生新肉，渐渐收敛"，溃破后疮口不敛，可外用膏药去腐生肌。

明代的薛己认为暴怒伤肝，气郁化火或哺乳失法，导致乳汁堵塞等均可导致乳腺癌的发生，"乳痈乳岩，若因暴怒，或儿口气所吹肿痛者"，"大抵乳房属阳明胃经，乳头属厥阴肝经。若忿怒伤肝，或厚味积热，以致气不行，窍不通，乳不出，则结而为肿为痛"。在治法上提出"疏肝行气；不作脓或不溃，托里为主；溃而不敛或脓清者，宜大补气血"，总法为疏肝行气，根据病情气血无力托脓外出者以外科托法，气血虚弱疮口不敛，重用补气血药物。薛氏在所著的《立斋外科发挥·乳痈》中还记载了用内外兼治法治疗乳腺癌的几则病案："一妇人久郁，右乳内结三核，年余不消……此乳岩也……喜其谨疾，年余而消"，"一妇人亦患此，余谓须多服解郁结养气血药……乃服克伐之剂，反大如覆碗，日出清脓，不敛而殁"，"一妇人郁久，乳内结核……以益气养荣汤治之，彼以为缓，殁"。可以看出，薛氏治疗乳腺癌的方药以疏肝解郁、益气养血之品为主。薛己认为乳岩早期阶段"不痛不痒，人多忽之，最难治疗"，所以需要及早发现、及早治疗。除了内外法兼治以外，薛氏还注重情志及生活起居调养："若一有此，宜戒七情，远厚味，解郁结，更以善血气之药治之，庶可保全，否则不治。亦有二三载，或五六载，凡势下陷者……最毒，慎之。"

　　明李梴在《医学入门》中首先强调了乳房对于女子的重要性"妇人之乳，与男子之肾同，皆性命根也"，"乳岩，乃郁怒有伤肝脾，结核如鳖棋子大，不痛不痒，五七年后，外肿紫黑，内渐溃烂，名曰乳岩。伤尽气血方死。急用十六味流气饮及单青皮汤兼服。虚者，只用清肝解郁汤，或十全大补汤。"在治疗上沿用前人方法，偏实者可用十六味流气饮等侧重理气破气的药物，偏虚者则适当减少理气药同时加入补益药物。并且提出了外治治疗乳腺癌初起的经验方，"惟初起不分属何经络，急用葱白寸许，生半夏一枚捣烂，为丸芡实大，以绵裹之，如患左塞右鼻，患右塞左鼻，一宿而消"。

　　明代张景岳在《景岳全书》中指出："乳岩属肝脾二脏郁怒，气血亏损，故初起小核结于乳内……用加味逍遥散、加味归脾汤、神效瓜蒌散……若积久渐大，岩色赤出水……用前归脾汤等药可延岁月。若误用攻伐，危殆迫矣"，强调了治疗上需以疏肝益气养血为主，忌用攻伐之品。"乳痈乳岩，肿痛热甚，热毒有余者，宜以连翘金贝煎先治之，甚妙。产后乳自出，乃阳明胃气之不固，当分有火无火而治之。无火而生不止，由气虚也，宜八珍汤、十全大补汤。若阳明血热而溢者，宜保阴煎或四君子汤加栀子。若肝经怒火上冲，乳胀而溢者，宜加减一阴煎。若乳多胀痛而溢者，宜温帛熨而散之。"若因肝郁怒而化热伤津，余毒留连不去，当先以连翘金贝煎等清热散结之法先散郁热，后根据病情而侧重补气或补阴津液，"若因恚怒，宜疏肝清热。痛寒热，宜发表散邪……不作脓或脓不溃，补气血为主。不收敛或脓稀，补脾胃为主。脓出反痛，或发寒热，补气血为主……若饮食少思，或作呕吐，补胃为主。饮食难化，或作泄泻，补脾为主……怒气肿痛，养肝血为主"。若气虚无力成脓，或脓成无力溃破、疮口不敛等脾虚虚弱症状，当健脾益胃，补益气血。张氏也指出了男女乳腺癌的病因病机不甚相同，所以在治疗上需要注意区别对待："大抵男子多由房劳耗伤肝肾，妇人郁怒亏损肝脾，治者审之。"

　　明代龚廷贤的《寿世保元·乳岩》中认为乳腺癌的形成与情志不畅、肝气郁结相关，导致气滞血瘀，所以治疗上需"服疏气行血之药，亦须情思如意则可愈"，并指出了该病的预后为"未破者尚可治，成疮者终不可治"。

　　清代王维德的《外科证治全生集》中专设一章记载乳岩的治法，其中提到："其初起以犀黄丸，每服三钱，酒送，十服痊愈。或以阳和汤加土贝五钱煎服，数日可消。倘误以膏贴药敷，定主日渐肿大，内作一抽之痛，已觉迟治，若皮色变异，难以挽回。勉以阳和汤日服，或以犀黄丸日服，或二药每日早晚轮服，服至自溃。"王氏首创阳和汤与犀黄丸，"主治骨槽风……乳岩、结核、石疽……一切阴凝等证"，"乳岩、瘰疬……肺痈、小肠痈等毒"，认为这些疾病都是阴凝，所以治疗上当用通阳解凝的药物，如麻黄肉桂之类。他在书中还记载了外治法治疗乳岩的方法："外用大蟾六只，每日早晚取蟾破腹连杂，以蟾身刺孔，贴于患口。"他提到乳岩患者"大忌开刀"，在古代手术条件下，开刀则伤气血，气血越发衰败，而导致乳腺癌破溃后伤口不易愈合，易呈"翻花"状，万无一活。书中还记载了几例治疗乳岩的医案，使用内服犀黄丸、阳和汤、五通丸，外用大蟾拔毒的疗法，均取得较好疗效。

清代张璐《张氏医通》中认为："乳岩属肝脾二脏久郁，气血亏损，故初起小核结于乳内，肉色如故，其人内热夜热，五心烦热，肢体倦瘦，月经不调，益气养营汤、加味逍遥散。多服渐散，气虚必大剂人参，专心久服，其核渐消。若服攻坚解毒，伤其正气，必致溃败。多有数年不溃者最危，溃则不治。周季芝云：乳癖乳岩结硬未溃，以活鲫鱼同生山药捣烂，入麝香少许，涂块上，觉痒极，勿搔动，隔衣轻轻揉之，七日一涂，旋涂渐消。若荏苒岁月，以致溃腐，渐大类岩，色赤出水，深洞臭秽，用归脾汤等药，可延岁月，若误用攻伐，危殆迫矣。"乳腺癌病因是肝脾久郁，气血亏损，治疗上当用人参大补气血，不可多用攻伐药，而导致乳腺癌溃烂"翻花"，同时配合外用药物软坚散结。

清代的医家叶天士在治疗乳腺癌方面也比较重视疏肝解郁，他在《临证指南医案》中首次提出了"女子以肝为先天"的说法，强调了肝郁在女性疾病中的重要性。清代高锦庭沿用叶氏观点，在其所著的《疡科心得集》中也指出了："夫乳属阳明，乳中有核，何以不责阳明而责肝……治法不必治胃，但治肝而肿自消矣。逍遥散去姜、薄，加瓜蒌、半夏、人参主之"，比较详细地说明了疏肝理气的治疗机理及基本用药，明确了使用疏肝理气之法来治疗各种乳房疾病的主要方向。

清代的马培之用药清淡平和，不以猛峻求功。《马培之外科医案》中提到"古方之消散膏丹，用蟾酥、蜈蚣、全蝎，取其以毒攻毒"，但乳腺癌"以蟾酥等外治，每每起泡皮腐。盖七情火郁于里，不得以辛温有毒之品外治"，治疗上主张以清肝解郁为主，认为"逍遥散最为稳妥"；马氏并不建议使用阳和汤、犀黄丸等药物治疗乳腺癌，他认为"乳岩乃心肝二经气火郁结……非阴寒结痰，阳和汤断不可服，服之是速其溃也……且犀黄丸内有乳香、没药、麝香，辛苦温燥，更当忌投"。同时他还反对针刺疗法治疗乳腺癌，强调"乳岩、乳核断不可刺，刺则必败且速"。总结马氏的治疗思路，可以看出，他不赞成王维德的乳腺癌为阴凝的观点，认为其病机是心肝火郁，主张以清肝解郁、扶正调养等方法治疗乳腺癌，并且忌用峻猛之品及针刺疗法以防加快破溃及扩散。

清代的祁坤在《外科大成》中指出乳岩的发生女子多由于忧郁损伤肝脾，男子多由于房劳损伤肝肾，治疗上应使用"六君子汤加芎、归、柴胡、栀子数十剂"，则"元气复而自溃"；若治疗后仍有疼痛恶寒者，是由于气血亏虚导致，应换用十全大补汤合六味地黄丸加减以补益气血，滋补肝肾，"若两目连睇，肝脉微弦者，前十全大补汤更加胆草"，加大了清泄肝火的力度，侧重肝郁化火，偏重清肝的治法。

吴谦等编著的《医宗金鉴》中提到："（乳岩初期）速宜外用灸法，内服养血之剂，以免内攻……若患者果能清心涤虑，静养调理，庶可施治；初宜服神效瓜蒌散，次宜清肝解郁汤，外贴季芝鲫鱼膏，其核或可望消；若反复不应者，疮势已成，不可过用克伐峻剂，致损胃气，即用香贝养荣汤；或心烦不寐者，宜服归脾汤，潮热恶寒者，宜服逍遥散，稍可苟延岁月"，沿袭了前代治疗乳腺癌的各种方法，同样也是以益气养血为主。

清代傅山也认为该病的形成是因为气血亏虚，元气损伤，他在《青囊秘诀·乳痈论》中论述了对乳岩的治法："夫乳痈成岩……必须急救……夫筋弛而又泄精，泄精则损伤元气……即用补精填髓之药，尚不致如此之横，今既因虚而成岩……治之法，必须大补其气血以生其精，不必再泻其毒……方用化岩汤。"化岩汤主要功效为补益气血，傅氏认为此病虽是"失精变岩"，但并不补精填髓而是益气补血，是因为"补精之功甚缓，不若补其气血"，"气血旺则精生"；而且乳房属阳明经，此病形成必定气血亏虚，补益气血之后精液自生，所以不需用生精之品。傅氏认为，乳岩的形成还与肝气不舒有关，可用加味逍遥散解肝经之郁，则"自然毒消肿解矣"。他在《傅青主女科》中还提到"痛肿寒热，宜发表散邪；痛甚，宜疏肝清胃……饮食不进，或作呕吐，宜补胃气"，方用瓜蒌散、十全大补汤、益气养荣汤、回脉散等加减，益气养血，健脾和胃。

清代吴师机所著《理瀹骈文》将中医外治推向一个高峰，如同时代医家袁开昌称赞其："钱唐吴君尚先，著有《理瀹骈文》，创用膏药，并治内外诸症。其法有五：审阴阳、察时行、求病机、度病情、辨病形，各有主膏，亦各有糁药。其脏腑之寒热相移者，则究其本始而治之。其病之兼脏腑者，则又分脏腑而治之。至妇女之经期、胎产、乳岩等症，莫不本仲景经文为用膏药之大法，益附膏方二十有一，糁药方二十有七，尝行之于江北，治效岁以万计。"根据具体寒热虚实可用清肝膏、散阴膏、金仙膏等治疗。

清代高思敬在《外科三字经》中以歌诀的形式详细论述了乳岩各阶段的治疗："惟乳岩，不多见，最棘手……早知觉，绿豆灵，迨溃破，颇淹缠……能怡情，岁可延，如自苦，治徒然，陈远公，有化岩，连数服，得效痊。活蟾剥，皮贴沾，连数易，拔毒廉。此两方，人事全。"

乳岩的治疗是诸外科医籍中强调早期治疗和分阶段治疗理念的集中体现者，在诸医籍中均主张早期治疗，认为至肿瘤溃烂则预后极差"百无一救"，《外科正宗》主张乳岩初起即应积极行综合手段治疗以取得较好效果，至后期，认为"凡犯此者，百人百必死"，"只可清肝解郁汤或益气养荣汤，患者再加清心静养，无挂无碍，服药调理，只可苟延岁月"，《外科大成》《医宗金鉴·外科心法要诀》基本沿袭《外科正宗》的学术思想，对乳岩初起治法与《外科正宗》类似，也认为早期治疗效果良好，《外科大成》还认识到患者对创伤性治疗不一定接受，"惜乎初时必不肯如是治也"，《医宗金鉴·外科心法要诀》可以说是乳岩治疗的集大成者，在《外科正宗》的基础上有了进一步的发展，分阶段治疗的理念非常突出，对我们现在的临床工作很有指导意义，"其用内服药认为，初宜服神效瓜蒌散，次宜清肝解郁汤，外贴季芝鲫鱼膏，其核或可望消"。对乳岩早期治疗效果不明确，发展至中期，疮势已成，不可过用克伐峻剂，致损胃气，即用香贝养荣汤，而且根据不同兼证辨证施治，或心烦不寐者，宜服归脾汤，潮热恶寒者，宜服逍遥散，稍可苟延岁月。强调情志调节对治疗的重要性，若患者果能清心涤虑，静养调理，庶可施治。

对于乳腺癌的各个阶段，治疗的原则和所采用的方法应该有所不同，这样才能达到最佳的疗效。对于早期未破溃的乳腺癌，主要以内服清肝解郁汤、阳和汤、化岩汤等益气养血、疏肝解郁之品为主，辅以化痰消肿解毒等药物。对于晚期的乳腺癌，局部已形成破溃，则局部以清热解毒之品外敷；由于久病体虚，气血大伤，所以内服汤药不宜使用攻伐之品，治疗原则上以扶正为主，故各医家的治疗主要以香贝养荣汤、加味归脾汤、十全大补汤等方药为主，治则治法由清肝解郁、清热解毒转变为以补益气血。

二、乳腺癌的治法总结

秦汉时期，乳岩被归在痈疽类疾病，没有专门的治疗记载。从魏晋隋唐时期开始，始见关于乳腺癌的内服汤药及外用膏药散药的记载，自此之后各大医家均重视内外法兼用治疗乳腺癌，到明清时期治法已近成熟。内治法以疏肝理气、清热解毒、益气养血、活血化瘀、化痰散结、清散郁热为主。外用膏剂、散剂、药线等拔毒生肌、清热解毒，并且同时也有针法、灸法的治疗，以行气活血、消肿散结。

1. 内治法

内治法在所有治法中起主导地位，如《丹溪心法》所言"欲知其内者，当以观乎外；诊于外者，斯以知其内。盖有诸内者，必形诸外"，外在的各种表现，均是体内脏腑经络等失调的反应，内治法以调和脏腑，通畅经络，故为诸治法之首选，汤药以荡邪，散药以散气，丸药以和缓。

疏肝理气

中医认为肝属木，主疏泄，包括调畅气机及情志和促进脾胃的运化功能。在正常情况下，七情（喜、怒、忧、思、悲、恐、惊）是人体对客观事物的反应，属正常的精神活动范围，如果长期过度的精神刺激，或突发剧烈的精神创伤，超出了人的调节范围，就会引起疾病。肝失疏泄，则气的升发就显现不足，气机的疏通和畅达就会受到阻碍，从而形成气机不畅、气机郁结的病理变化，出现胸胁、两乳或少腹等某些局部的胀痛不适等病理现象，二是肝的升发太过，则气的升发就显现太过，气的下降就不及，从而形成肝气上逆的病理变化，出现头目胀痛、面红目赤、易怒等病理变化，气升太过，则血随气逆，而导致吐血、略血等血从上溢的病理变化。如《格致余论·乳硬论》曰："忧怒郁闷，昕夕积累，脾气消阻，肝气横逆，遂成隐核，如大棋子，不痛不痒，数十年后方疮陷，名曰乳岩，以其疮形嵌凹似岩穴也，不可治矣。"又如陈实功《外科正宗》曰："忧虑伤肝，思虑伤脾，积想在心，所愿不得志者，致经络痞涩，聚结成核。"上述描述，几乎完全符合现在的乳腺癌，并且还指明了发病的病机是肝郁而引起。女子以肝为先天，故乳腺癌的治疗首重当疏肝理气，正如高锦庭所言"治法不必治胃，但治肝而肿自消矣"。疏肝理气首选方为逍遥散、柴胡疏肝散等，以陈皮、青皮、柴胡、枳壳等药物疏肝理气，行气散郁，气行而血行，痰结亦散。

清热解毒

清热解毒指运用寒凉性质的方药，通过其泻火、解毒、凉血等作用，以解除热邪的治疗方法。乳腺癌之热毒一者来源于外感火热之邪，侵袭肝胃二经，留滞不去，导致红肿热痛乃至溃烂，二者来源于内生之热毒，大怒伤肝火气上炎，烧灼津液或者饮食辛热，积滞于脾胃，热邪不散灼伤胃津。如孙思邈《备急千金要方》中提到"急灸两手鱼际各二十七壮……便可手助连拽之，则乳汁大出，皆如脓状。内服连翘汤，外动经年月名为妒乳"，又如王焘所著的《外台秘要·乳痈肿方》中记载"《广济》疗乳痈大坚硬，赤紫色，衣不得近……大黄、芍药、楝实、马蹄……覆取汗，当睡着，觉后肿处散不痛，经宿乃消……明晨更服一匕，忌冲风热食"，用连翘、黄芩、大黄、芒硝等清泄肝胃热毒。

益气养血

气血均是构成人体和维持人体生命活动的基本物质。气具有温煦和推动作用，温煦机体，维持代谢正常，当气的温煦作用失常时，机体代谢降低，易生内寒，寒则凝滞，血运不行，同样可以造成癥瘕，发展成乳腺癌。如王维德之观点"骨槽风……乳岩、结核、石疽……一切阴凝等证"，乳腺癌为阴证，即气的温煦作用降低，主张采用"阳和通腠，温补气血"之法，以阳和汤或犀黄丸内服。气为血之帅，气可以推动血液的运行，同时也推动津液运行，维持正常的津液代谢，当气的推动作用降低时，血流不畅，易造成气滞血瘀，停而不走，形成癥瘕，同时津液代谢也会失常，痰饮凝聚，结成痰核，均可引起乳腺癌。血具有荣养作用，当血虚时，其荣养作用降低，导致正气不足，无力抵抗邪气入侵，致使邪气留连，血为气之母，血虚气亦虚，无力推动，导致气滞血瘀，停于乳房，发为癥瘕痰核，渐成乳腺癌，血虚无以养，故破溃后疮口难收，易成坏症，预后不良。

气血的生成与多脏腑有关，心主血脉，心行血以输送营养物质，使全身各脏腑获得充足的营养，维持其正常的功能活动，从而也促进血液的生成。肺主一身之气，助心行血，气能生血，气旺则生血功能亦强，气虚则生血功能亦弱。肝藏血主疏泄，肝主疏泄指的是调节气机升降出入，为气机之枢纽，通过肝的调节防止气机郁滞，肝藏血，指肝蕴藏血液，养护血液防止耗散过多。肾藏精，精血同源，精血足则天癸正常，女性生理活动亦正常，肾为气之根，主纳气，纳自然之气而补充代谢，又为一身元阴元阳之根本，气的温煦作用离不开肾阳的调节。脾胃为气血生化之源，为人的后天之本，脾主运化升清，胃主受纳腐熟水谷，饮食都是靠脾胃运化而化生气血，供养全身。

古代医家很早就认识到气血不足是乳腺癌发病的根本原因，气血不足，正气虚弱，不足以抵抗毒邪入侵，易感而为病，同时气虚不足以推动温煦，则痰瘀凝结，形成癥瘕、痰核，血虚不足以荣养，则病更加深，疮口不收，缠绵难愈，如陈自明所言："乳岩初患，用益气养荣汤、加味逍遥、加味归脾，可以内消；若用行气破血之剂，则速其亡"，乳腺癌初起宜益气养血，可选用益气养荣汤、加味归脾汤、八珍汤、十全大补汤等治疗，以人参、黄芪、白术、甘草等培护正气，若偏于肝血虚，可加四物汤柔肝养血，若肾气虚，可加八味丸，肾阴虚加六味丸，脾气虚加六君子，胃阴虚加益胃汤。

活血化瘀

瘀血，即凡血液循行迟缓、失畅，以及各种原因致使血液瘀结于一定处所引起的血液变化。瘀血病因有多种，外感六淫、内伤七情、饮食劳倦、跌仆金刃、虫兽所伤均可致瘀血，如《张氏医通》所言："人饮食起居，一失其节，皆能使血瘀滞不行也。"恶性肿瘤多与瘀血有关，如清代徐灵胎曰"噎隔之证（食道癌），必有瘀血、顽痰、逆气阻隔胃气"，清代王清任也说："肚腹结块，必有形之血。"就乳腺癌而言，其所致瘀血病因可总结为：七情不顺，忧思郁怒，肝气郁滞，血行不畅，停滞瘀结；或脾胃虚弱，化生不足，气血亦虚，留滞经脉而成瘀血。血瘀于乳房部位，结成肿块，肿块坚硬，表面高低不平、皮肤改变、乳头回缩，经络不通则疼痛，舌紫，有瘀斑，日久而成乳腺癌。根据瘀血病因可采用不同药物治疗，如气滞血瘀可用川芎、陈皮等，血虚血瘀可用当归、生地、白芍，血热而瘀可用大黄、生地。

化痰散结

脾为生痰之源，肾为生痰之根。恣食肥甘厚腻之味，脾胃运化不足，导致水谷不化而聚湿生痰："肾者，胃之关，关门不利，则聚水而从其类也"，肾主一身之水液代谢，为水之下源，先天不足或者房劳伤肾，则肾气不利，水液不化，留于体内，形成痰饮，痰停滞于乳房，结而不散，成为痰核，痰核不散，久则成癌。同时当发生乳腺癌时，乳房处血运失常，"血不利则为水"，同样导致痰饮的产生，故痰饮与乳腺癌互为因果，相互影响。所以化痰散结为乳腺癌的一个重要治疗方法，常用药物有瓜蒌、半夏、南星、白芥子等。

清散郁热

清散郁热指肝气不利，气郁胸胁，久而化热，或饮食肥甘厚腻，脾胃积滞，停留不下，蕴而化热，又或瘀血停留，瘀而不散，阳气不宣，而化生热邪。其热势较轻，并且有气机、痰饮、瘀血等郁滞，不可采用清热解毒之法，以苦寒药物去清此郁热。当采用辛甘寒之药，佐以理气、化痰或活血之药物，清轻宣透。如明代薛己所著的《女科撮要·卷上乳痈乳岩》中提到："乳岩属肝脾二脏郁怒，气血亏损，故初起小核，结于乳内，肉色如故，其人内热夜热，五心发热，肢体倦瘦……若荏苒日月渐大，岩色赤，出水腐溃深洞……若误用攻伐，危殆迫矣。"又如马培之所言："乳岩乃心肝二经气火郁结，七情内伤之病，非阴寒结痰……惟逍遥散最为稳妥。"

2. 外治法

外治一般定义认为外治是与内治（口服给药）相对而言的治疗方法，但其界限仍比较模糊。目前学界一般认为外治的概念分为广义外治和狭义外治，广义外治泛指除口服经体内吸收以外的治疗方式，比如针灸、药浴等包括在内，狭义外治则指用药物、手法或器械施与体表皮肤或从体外进行治疗的方法。此处涉及的外治为狭义外治，主要为中药外敷和药线引流。

中药外敷

中药外敷历史悠久，一般将饮片制成膏剂或散剂，敷于治疗部位，由外入内，直接迅速。早在东晋葛洪的《肘后备急方·治痈疽炉乳诸毒方》中就有外敷治疗乳腺癌的记载，如"痈结肿坚如石，或如大核色不变……鹿角八两，烧作灰，白蔹二两，粗理黄色，磨石一斤，烧令赤，三物捣作末，以苦酒和泥，浓涂痈上……取消止"，"烧石令极赤，纳五升苦酒中，复烧，又纳苦酒中，令减半止，捣石和药"。唐代王焘所著的《外台秘要·乳痈肿方》中也记载了医家用药物外敷治疗乳腺癌的方式："又乳痈众医不能疗……猪膏年多者佳，柏皮三斤去黑皮，以猪膏煎之，当稍稍煎，柏皮熟……更煎余柏皮如初，尽以涂疮甚验"，"葛氏疗妇人乳痈炉乳者，或经久众疗不瘥方：坚硬紫色削柳根皮捣熟，熬令温，帛囊盛熨乳上……甚良，一宿即愈……研米槌二枚，煮令热，以絮及巾覆乳上……大黄、灶下黄土各一分（末），生姜二分，上三味捣末，醋和涂乳……刘涓子不用生姜，用生鱼三味等分，余比用鲫鱼妙。"

直至清代，中药外敷治疗乳腺癌仍有应用，如清代王维德的《外科证治全生集》中提到了局部外敷以治疗乳腺癌："外用大蟾六只，每日早晚取蟾破腹连杂，以蟾身刺孔，贴于患口。"初期用中药外敷以攻坚散结，清热解毒，后期乳腺癌疮口溃烂，不能收敛，也可以用中药外敷以敛疮生肌，如《外科正宗》："至十三日，其核自落，用玉红膏生肌敛口，再当保养不发。"而且中药外用也要根据病情采取不同量，如《外科证治全生集》载"外症如乳岩、内疽、发背、对口，宜三复详看，然后用药，势大跻，求功效，听别就，疡先发散，后托补，虚则用之助脓，脓未成宜消者，按之坚，不热多红。用膏药法，疡坚而屡涂难陷，突者不用。如深而脓左右注乃用。疡溃膏药不可嫩，宜老而薄，庶易于贴耳，惟贴伤要嫩"。

药线引流

药线是以中药药粉经过炮制加工，再加入面粉而做成的细条，一般多以去腐生肌药作为原料。药线引流一般用于疮口有脓或腐肉，利用药线药物去腐生新，使用时将药线放置于疮口，然后用纸或布料覆盖，使药线发挥效果。明代的陈实功在《外科正宗》中记载了乳岩初起时的药线用法："惟初生核时，急用艾灸核顶，待次日起泡挑破，用铍针针入四分，用冰蛳散条插入核内，糊纸封盖。"

3. 灸法

灸法一般用于乳腺癌症状初起，以艾灸散其风寒，温通血脉，实证热盛者不用。最早在《肘后备急方》中记载有灸法治疗乳腺癌的："若发肿至坚，而有根者，名曰石痈。当上灸百壮，石子当碎出……痈、疽、瘤、石痈、结筋、瘰，皆不可就针角，针角者，少有不及祸者也。"又如唐代孙思邈的《备急千金要方》中治疗妒乳："急灸两手鱼际各二十七壮……便可手助迸捋之，则乳汁大出，皆如脓状"，《医宗金鉴》吸取前人经验也强调乳腺癌初起先用灸法，"速宜外用灸法，内服养血之剂，以免内攻"。

4. 针法

西晋皇甫谧在《针灸甲乙经》卷十二的"妇人杂病等第十"中记载了针法治疗乳腺癌相关疾病，如"乳痈，凄索寒热，痛不可按，乳根主之"、"乳痈，太冲及复溜主之"、"乳痈有热，三里主之"、"妒乳，太渊主之"，而葛洪、薛己等医家反对乳腺癌使用针法，如"痈、疽、瘤、石痈、结筋、瘰，皆不可就针角，针角者，少有不及祸者也"，而乳岩用针的记载亦少见，故对于乳岩是否使用针法尚存疑。

三、误治

诸外科医籍中，乳岩的内治法可用疏散，清肃，润养来概括，但亦不能太过，《外科证治全书》提出，如日久失治，误服清火之药，多致翻花不治，提示我们虽然虽有积热伤阴为特征，但清火太过也可影响预后，《外科全生集》和《外科证治全书》载乳岩治疗也提到误治对疾病预后的影响，反对过用寒药，"如误服寒剂，误贴膏药，定致日渐肿大，内作一抽之痛，已觉迟治"。书中还提到忌开刀，"开刀则翻花，万无一活"。这在当时历史条件下应该是很有指导意义的，对乳岩这种恶性肿瘤的特性已经与其他能手术治疗的良性占位有了明晰的区分。

中医药治疗肿瘤的误治应包括三个方面：一是因误为他病而误治，二为误为他证而误治，三为误用药物和治法而误治。误为他病是古代中医技术条件限制下容易犯的错误，先贤们很重视乳岩与乳痈、乳癖等乳内肿块类疾病的鉴别，《外科正宗》明确提出乳岩整个病程临床表现之变化特征，从初如豆大的早期到始生疼痛的中期，到渐渐溃烂的晚期，且认识到与其他乳房肿块相比"最难治疗"。当今临床工作中，注意影像学和病理活检结合基本可鉴别良恶性乳房肿块，可以减少这方面的遗憾。误为他证是我们容易犯的错误，可能由于对疾病病机认识不足或辨证失误，导致误用治则。马培之在《马评外科全生集》中认为乳岩，非阴寒结痰，反对应用阳和汤和犀黄丸，谓"阳和汤断不可服，服之是速其溃也，溃则百无一生"。吸取这些古人的经验教训，增强临床辨证准确性，才可预防这类误治。误用药物和治法导致误治为临床常见，如上述乳岩虽需疏散，但疏散太过亦为误治，导致正气不足，病证迅速恶化。当今临床肿瘤治疗清热解毒药物使用频多，肿瘤虽多有郁热毒邪，但长期大量清热解毒药物的使用必损其阳，加之病程后期，因病致虚，阳气本有渐虚之势，怎可不予顾护，因此，即使辨病辨证无误，用药亦须审慎，注意疾病证候层次与药物层次之间的对应，不应以证统药，同类药物简单堆砌。

从诸外科医籍中我们可以得到很多对恶性肿瘤中医治疗有启发意义的宝贵经验，其中扶正与祛邪、局部攻蚀和整体治疗相结合的思想，重视早期治疗和分阶段治疗的理念，以及对误治的认识，都对我们临床工作有着重要的指导意义。鉴于古代中医的历史条件限制，我们在以上几个方面已有不同于古人的认识，临床疗效也已非古人可比，但实践证明这些久经考验的理论和生命换来的教训仍然值得我们这些后学者珍惜和传承。

第五章　乳腺癌的古代方剂

《肘后备急方》

短剧，痈结肿坚如石，或如大核色不变，或作石痈不消。

鹿角八两，烧作灰，白蔹二两，粗理黄色，磨石一斤，烧令赤，三物捣作末，以苦酒和泥，浓涂痈上，燥更涂。取消止，内服连翘汤下之，姚方云，烧石令极赤，纳五升苦酒中，复烧，又纳苦酒中，令减半止，捣石和药。

《刘涓子鬼遗方》

治发背发乳，四体有痈疽，虚热大渴，生地黄汤方。

生地黄十两　竹叶四升　黄芩　黄芪　甘草炙　茯苓　麦门冬去心，以上各三两　升麻　前胡　知母　芍药各二两　瓜蒌四两　大枣二十枚，去核　当归一两半　人参一两

上十五味，先以水一斗五升，煮竹叶取一斗，去叶，纳诸药，煮取三升六合，分为四服，日三夜一。

治发背乳痈，已服生地黄汤，取利后服此，淡竹叶汤方。

淡竹叶四升　麦门冬去心　黄芪　芍药　干地黄　生姜以上各三两　前胡　黄芩　升麻　远志去心　瓜蒌　大枣十四枚　当归一两

上十三味先以水一斗八升，煮竹叶、小麦、黄芪、芍药、干地黄、生姜，取一斗，去滓内诸药，再煮，取三升，分温三分服。上语煮竹叶、小麦恐是麦门冬，非是小麦也。

治痈疽发背，乳大去脓后虚惙少气欲死，服此远志汤方

远志去心　当归　甘草炙　桂心　川芎各一两　黄芪　人参　麦门冬去心三两　茯苓二两　干地黄三两　生姜五两　大枣十四枚

《千金要方》

天麻汤方

用天麻草，切，五升，以水一斗半，煮取一斗，随寒热分洗乳，以杀痒也。此草叶如麻，冬生夏着花，赤如鼠尾花也。亦洗浸淫黄烂热疮，痒疽湿阴蚀，小儿头疮，洗竟敷膏散。

《外台秘要》

《广济》疗乳痈大坚硬，赤紫色，衣不得近，痛不可忍方。

大黄　芍药　楝实　马蹄（炙令黄）等分

上四味捣散，酒服方寸匕，覆取汗，当睡着，觉后肿处散不痛，经宿乃消，百无失一，明晨更服一匕，忌冲风热食。

《深师》疗乳痈肿消核，芍药散方。

芍药　通草　桂心　昆布　白蔹　附子炮　黄芪　人参　海藻　木通各一两

上十味捣散，以清酒服一钱匕，日三，当先食，并疗颐下气结瘰。

《传信适用方》

消热毒，赤肿，疼痛不可忍，七圣散。

黄芩一两，去黑皮并心　大黄一分　白滑石四两

上为末用冷水调，扫肿赤疼处，如干即更扫。

《卫济宝书》

夫痈患属表，骨髓不枯，易为医治，疽患属里，伤骨坏筋，则难调理，经曰：一寸二寸为痈，以上至一尺来许者为疽，其五发各有五色，起因瘰癌疽瘤之四发，各有颜色，惟小者为痈，所治颇为易耳。凡人才觉发作结聚，发作寒热或不寒只热之状，疼痛肿赤，瘢痕阔硬；若过五寸以来者，或在头背，或在肢节，或不见形状者，便宜下大车螯散；如只三寸二寸瘢痕者，只下小车螯散，如痈已破既不可用大小车螯散。

癌疾初发，却无头绪，只是肉热痛。过一七或二七，忽然紫赤微肿，渐不疼痛，迤逦软熟紫赤色，只是不破。宜下大车螯散取之，然后服排脓败毒托里内补等散，破后用麝香膏贴之。五积丸散疏风和气，次服余药。

大车螯散

车螯一个，黄泥田济通红，去泥置地上，去火气　大戟净洗　芫花醋炒　漏芦甘草炙　槟榔各半两　甘菊去梗叶，其梗一名傅延年　大黄三分　腻粉一分

上各为末，每服二钱。车螯末二钱，腻粉一钱拌和，于更初用瓜蒌酒下。如人行五里即下恶毒脓血二三行，不用止自住。凡后生，只一服，老少加减。

小车螯散

车螯二分　轻粉二钱　甘草一分　瓜蒌一个

上各为末和匀，每服二大钱，五更初煎，瓜蒌酒调下。

排脓散

去疼脓，逐恶血，化肿毒，退寒热。

防风一两，洗　仙灵脾即淫羊藿　甘草炙，各半两　川芎半两　白芷三分　人参一两半　细辛一两半

上为末，每服二钱，温酒调下，如不饮，糯米汤下，不拘时候。

败毒散

已破宜服，逐恶毒流清，去毒浊。

麻黄一两一分，去节　白术　苍术　荆芥各一两　甘草三分，炙　大黄半两　薄荷生花者一分　黄芩半两

上为末，每服二钱，水一盏，葱白三寸，煎至八分，不拘时候。

托里散

止疼托里固济脏腑。

山蜈蚣二两　当归二分　地黄去土　甘草炙　浓朴炙　白术　白芷　川芎各半两　川乌三分　炒黑豆一合　麻黄三分，去节

上为末，每服一钱，温酒调下，如不饮酒，水一盏，姜三片，薄荷五叶，同煎至八分，日连进三五服。

内补散

已破而脓汁出，多疮坏烂，肌肉未生，宜服此方。

附子一两　炮粉草三分　炙茯苓半两　陈皮半两，去白　白姜一分　人参三分　麻黄半两　官桂一钱

上为末，每服一钱，葱白三寸，枣一个，煎七分服。

麝香膏

长肉，逐败血，合疮口。

黑附子半两　生肉豆蔻五个，去皮　陈皮半两，去白　皂角三荚，肥者　槟榔四个　羌活一分　黄连　白芷　当归各半两　白姜　大黄　缩砂各一两

上细捣微烂，麻油一斤于铛内同煎。又慢火煎至一半，药焦黑为度，去滓，再入净铛煎，滚，入黄丹，筛过者五两，又入油煎干一半许，以净瓷钵盛之，放地下出火一日。

五积匀气丸

治五发风毒，逐余毒恶气，行血脉。

杏仁八十一粒，去皮尖　巴豆八十一粒，去皮，研　木香一分　黑附子一分　当归一分　小坏（即苏木）半两

上为末和匀，用糯米煮饭为丸，如绿豆大，每服五丸，临卧薄荷汤或姜汤吞下，量虚实。

黄芩散

洗疮肿烂处，化恶血脓汁，活血调荣卫。

黄芩二两　秦皮真者　莽草　细辛　白芷　川芎　黄连各半两　羌活一两半

上为粗末，每用一两半，以猪蹄煮熟，去蹄入前药，煎数沸，通手以绵惹洗癌疮，直至药冷为度，洗后使麝香膏贴。春冬一日一洗，夏秋一日两洗。

内消活关轻窍散

可同内解散同服，更将疽发中金花散同煎服。如欲洗，以用芎黄散洗，后用百花膏贴。

如渐觉消退，未十分好，更服瘰中内托散，固济丸，再用瘰内秦皮散洗之，碧油五枝煎膏药贴之，不然使癌发内作。槟榔散亦得。

附子半两，炮　川乌半两，炮，去皮尖　草乌一两半，如前法　麻黄去节　沉香一分　苍术三分　防风半两，炙　草麻子仁一分　杜仲半两，炙

上为末，每服二钱，水一盏，姜三片，枣一个，煎七分，通口服。

金花散

顺气补内去邪毒，治疽皮燥痛，快脓止疼。

蒲黄一两　赤芍药二分　地骨皮　蔓荆子各半两　石菖蒲一分　甘草三分

上为末，每服二钱，温酒下，薄荷汤亦可。

芎黄散

洗疽疮化毒，散脓汁，生肌肉，止疼痛。

川芎　大黄　黄芩　何首乌各五钱　当归　黄连　香白芷各三钱半

上为细末捣烂，每用猪蹄汤煎药数沸，去滓。以绵惹洗之，药冷止。

内托散

大止疼痛，如未破，即点破有脓。

川乌一两，炮　茯苓三分　苦杖半两　独活　白芷　甘草炙，各一两

上为末，每服二钱，酒调下，日三服。

秦皮散

破与未破宜先洗，以此药消逐恶肉脓水。

秦皮三两　莽草二两　细辛　苦参各一两半　黄芩　当归各一两

上为粗末，每洗时用猪蹄汤和药一两同煎二十沸，去滓。通手以绵惹洗，以五枝煎贴之。

碧油五枝膏

治瘰疬发毒，出脓血瘀肉，能止痛。

桃枝、柳枝、桑枝、槐枝、皂角枝，右各一握判细麻。十两煎至八分，净入。

白槟榔散

收疮口长肉。

槟榔炒　白及　黄柏去粗皮　木香各半两

上为末，轻粉二钱和匀，如疮干，即以腊月猪脂调药敷之，湿则干掺。

《妇人大全良方》

乳痈乳岩

经曰：乳头属足厥阴肝经，乳房属足阳明胃经。若乳房忽壅肿痛，结核色赤，数日之外，焮痛胀溃，稠脓涌出，脓尽而愈，此属胆胃热毒，气血壅滞，名曰乳痈，为易治。若初起内结小核，或如鳖棋子，不赤不痛，积之岁月渐大，巉岩崩破，如熟石榴，或内溃深洞，血水滴沥，此属肝脾郁怒，气血亏损，名曰乳岩，为难疗。治法：焮痛寒热，宜发表散邪；肿焮痛甚，宜疏肝清胃；或不作脓，脓成不溃，宜用托里；或肌肉不生，脓水清稀，宜补脾胃；或脓出反痛，恶寒发热，宜补气血；或肿焮作痛，晡热内热，宜补阴血；或饮食少思，时作呕吐，宜补胃气；或饮食难化，泄泻腹痛，宜补脾气；或劳碌肿痛，宜补气血；怒气肿痛，宜养肝血。慎不可用克伐之剂，复伤脾胃也。乳岩初患，用益气养荣汤、加味逍遥、加味归脾，可以内消；若用行气破血之剂，则速其亡。

《竹林寺女科》

乳岩

乳岩属肝脾二脏郁怒，气血亏损，故初起小核结于乳内，肉色如故。其人内热夜热，五心发热，肢体倦瘦，月经不调，用加味逍遥散（方见前产门不闭条中）、神效瓜蒌散（方见上乳痈条中）、加味归脾汤多服自消。若积久渐大岩色赤出水，内溃深洞为难疗，宜银花汤。未成者消，已成者溃，已溃者收功。

加味归脾汤

人参　黄芪　白术　茯苓　酸枣仁各二钱　远志制　当归各一钱　木香　炙甘草各五分　柴胡　栀子炒，各一钱

上加圆眼七枚，水二盅，煎七分，食远服。

银花汤

金银花　黄芪各五钱　当归八钱　甘草一钱八分　枸橘叶即臭橘叶，五十片

水酒各半，煎服。

《仁斋直指方》

痈疽五发，发脑、发鬓、发眉、发颐，发背是也。人之一身血气，周流而无间，稍有壅聚，莫不随所至而发见焉，又岂特五者而已哉，俗以癌瘤瘰附于痈疽之列，以是为五，岂知瘰与瘤癌不过痈疽之一物，古书所载仅有所谓瘰，疽则瘰亦同出而异名也，若癌若瘤前未之闻，合是以为五发其可乎？

发癌方论

癌者，上高下深，岩穴之状，颗颗累垂，裂如瞽眼，其中带青，由是簇头各露

一舌，毒根深藏，穿孔透里，男则多发于腹，女则多发于乳，或项，或肩，或臂。外证令人昏迷，治法急用萆麻子等药外敷，以多出其毒水，如痈疽方中乳香膏、神功妙贴散是也，内则于小便利之。盖诸痛痒疮皆属于心，心与小肠为表里，所当宣毒于小便，但诸发蕴毒，又非麦门冬灯心草之所能宣，必如是斋方中立应散以地胆为主，以白牵牛滑石木通佐之，而后可以宣其毒矣，自此又于心肾用工，人之一身，水不能济火，则渴而后发疮，心肾相交，水火既济，于人何病之有。心主血也，清心行血固所当，然亦使肾得其养，则水有所司，真元凝合，彼疮自平，更服童尿，又可以灌涤余毒，切戒忌风邪入之。将理一节，米餔猪蹄可以益肾，可以养中，当加之意。

乳香膏

治痈疽肿毒，恶疮，排脓止痛，收缩筋脚。

乳香竹叶包熨，研　没药各一分　轻粉一钱　麝半钱　黄蜡二钱　萆麻子仁一两

上捣研极细成膏，以抚纸折薄摊药，留眼贴之，日二换，或纯用萆麻子仁入没药，研细，傅贴。

神功妙贴散

涂痈疽晕内，使脓血化为水出，收晕敛毒。

大南星圆白者　萆麻子仁各四钱　半夏生　白芷消片　姜黄　五倍子淡红者　贝母白及各三钱　没药　乳香各三钱　花蕊石散二帖

上细末，夹和井水，入蜜调敷。疮色黯晦，姜汁调傅。从晕边抹收入里，留中间如钱大贴膏药，若疮开大，全用纱摊药，以旧茶笼内白竹叶尾煎两片，如疮势，先贴药上，然后贴疮，久年蓬仰上竹叶亦得，竹叶出水，借药以行之，凡敷药须是细末则不痛。

痈疽癌瘰恶疮妙方

生发烧留性，三分　皂荚刺烧带生，二分　白及一分

上细末，干掺或井水调敷，皂荚刺能行诸药。

《疮疡全书》

乳岩乃阴极阳衰，血无阳安能散？致血渗于心经，即生此疾。若未破可疗，已破即难治。捻之内如山岩，故名之。早治得生，迟则内溃肉烂，见五脏而死。未破用蠲毒流气饮加红花、苏木、生地、熟地、青皮、抚芎、乌药、甘草、小柴胡、瓜蒌仁。

《扁鹊心书》

救生汤

治一切痈疽发背，三十六种疔，二十种肿毒。若初起憎寒壮热，一服即热退身

凉，重者减半，轻者痊愈。女人乳痈、乳岩初起，姜葱发汗立愈。又治手足痰块红肿疼痛，一服即消。久年阴寒冷漏病，一切疮毒，服之神效。

芍药酒炒　当归酒洗　木香忌火　丁香各五钱　川附炮,二两

共为细末，每服五钱，加生姜十片，水二盏煎半，和渣服。随病上下，食前后服。

《格致余论》

乳硬论

乳房阳明之经，乳头厥阴所属。乳子之母，不知调养，怒忿所逆，郁闷所遏，厚味所酿，以致厥阴之气不行，故窍不得通而汁不得出，阳明之血沸腾，故热甚而化脓。亦有所乳之子，膈有滞痰，口气燉热，含乳而睡，热气所吹，遂生结核。于初起时，便须忍痛，揉令稍软，吮令汁透，自可消散矣。失此不治，必成痈疖。治法，疏厥阴之滞以青皮，清阳明之热以细研石膏，行污浊之血以生甘草之节，消肿导毒以瓜蒌子或加没药、青橘叶、皂角刺、金银花、当归，或汤或散，或加减随意消息，然须以少酒佐之。若加以艾火两三壮于肿处，其效尤捷。彼庸工喜于自炫，便用针刀引惹拙痛，良可哀悯。若夫不得于夫，不得于舅姑，忧怒抑郁，昕夕积累，脾气消沮，肝气横逆，遂成隐核如大棋子，不痛不痒，数十年后，方为疮陷，名曰奶岩，以其疮形嵌凹似岩穴也，不可治矣。若于始生之际，便能消释病根，使心清神安，然后施之以治法，亦有可安之理。

《丹溪心法》

治乳有核

南星　贝母　甘草节　瓜蒌各一两　连翘半两

上以水煎，入酒服。

又方

人参、黄芪、川芎、当归、青皮、连翘、瓜蒌、白芍、甘草节，乳岩小破，加柴胡、川芎。上以水煎，入酒服。

《滇南本草》

治乳岩、乳痈、吹乳肿疼

旋覆花一钱　蒲公英一钱　甘草节八分　白芷一钱　青皮一钱

水酒为引，水煎。

《本草纲目》

癌瘰恶疮，皂角刺烧存性，研白及少许为末，敷之。

瘰癌恶疮生发，灰米汤服二钱，外以生发灰三分，皂荚刺灰二分，白及一分，

为末干掺，或以猪胆汁调。

《外科枢要》

论乳痈乳岩结核八

乳房属足阳明胃经，乳头属足厥阴肝经。男子房劳恚怒，伤于肝肾。妇人胎产忧郁，损于肝，托里散为主。不收敛，或脓清稀，补脾胃为主。若脓出反痛，或作寒热，气血虚也，十全大补汤。体倦口干，中气虚也，补中益气汤。晡热内热，阴血虚也，八珍汤加五味子。欲呕作呕，胃气虚也，香砂六君子汤。食少作呕，胃气虚寒也，前汤加藿香。食少泄泻，脾气虚寒也，前汤加炮姜。若劳碌肿痛，气血未复也，八珍汤，倍用参、苓、归、术。若怒气肿痛，肝火伤血也，八珍汤加柴胡、山栀。若肝火血虚而结核者，四物汤加参、术、柴胡、升麻。若肝脾气血虚而结核者，四君子加芎、归、柴胡、升麻。郁结伤脾而结核者，归脾汤兼瓜蒌散。若郁怒伤肝脾而结核，不痒不痛者，名曰乳岩，最难治疗。苟能戒七情，远浓味，解郁结，养气血，亦可保全。

气血俱虚者，十全大补汤为主，并忌寒凉消毒之剂。

人参　黄芪盐水拌炒　当归酒拌　川芎　芍药炒　白术炒　茯苓各一钱　金银花　白芷各七分　甘草炙，五分　连翘五分

上水煎服。

托里散

治疮疡。因气血虚，不能起发腐溃收敛，及恶寒发热者，宜用此补托。或诸经错杂之邪，而为患者，当各审其因，而参以主治之剂。

人参气虚者多用之　黄芪炒，各二钱　白术炒　陈皮　当归　熟地黄自制　茯苓　芍药酒炒，各一钱半

上水煎服。

四君子汤

治脾胃虚弱，或因克伐肿痛不散，溃敛不能，宜用此以补脾胃，诸症自愈。若误用攻毒，七恶随至，脾胃虚弱，饮食少思，或食而难化，或欲作呕，或大便不实；若脾胃气虚，疮口出血，吐血便血，尤宜用之，盖气能摄血故也。凡气血俱虚之症，宜于前汤，但加当归，脾胃即旺，饮食自进，阴血自生。若用四物汤，沉阴之剂，脾胃复伤，诸症蜂起。若命门火衰而脾土虚寒，必用八味丸，以补土母。

人参　白术　茯苓各二钱　甘草炙，一钱

四物汤

治血虚发热，或因失血，或因克伐，或因溃后，致晡热内热，烦躁不安。

当归　熟地黄各三钱　芍药二钱　川芎一钱五分

上水煎服。

八珍汤

治脾胃伤损，恶寒发热，烦躁作渴。或疮疡溃后，气血亏损，脓水清稀，久不能愈，即四君四物合方。

补中益气汤

治元气虚损。或因克伐恶寒发热，肢体倦怠，饮食少思；或不能起发，消散生肌收敛；或兼饮食劳倦，头痛身热，烦躁作渴；脉洪大弦虚，或微细软弱。

黄芪　人参　白术　甘草炙，各一钱五分　当归一钱　陈皮五分　升麻　柴胡各三分

上姜、枣水煎，空心午前服。

归脾汤

治忧思伤脾，血虚发热，食少体倦；或脾不能摄血，以致妄行吐下；或健忘怔忡，或唇疮流注等症，不能消散溃敛。

白术　白茯苓　黄芪炒　当归　龙眼肉　远志　酸枣仁炒，各一钱　木香五分　甘草炙，三分　人参一钱

上姜、枣水煎服。

《薛氏医案》

加味归脾汤

治女人乳岩初起，用此内消。

白术炒　人参　茯苓各一钱　柴胡　川芎　山栀炒　芍药炒　甘草炒，各五分　熟地黄　当归各八两

上，水煎服。

加味逍遥散　治证同上。

甘草炙　当归炒　芍药酒炒　茯苓　白术炒，各一钱　柴胡　丹皮　山栀炒，各五分

上，水煎服。

归脾汤

治女人忧思伤脾，乳中结核，用此加减。

当归　龙眼肉　枣仁　远志　人参　黄芪　白术　茯神各一钱　木香五分　甘草三分

上，姜枣煎服。

连翘金贝煎

治女人乳痈乳岩热毒有余之证。

金银花　土贝母　蒲公英　夏枯草各三钱　红藤七八钱　连翘一两或五七钱

上用好酒二碗，煎一碗服，服后暖卧片时。若火盛烦渴乳肿者，加天花粉。

神效瓜蒌散

治乳痈乳岩神效。

瓜蒌一个，去皮焙为末子，多者有力　生甘草　当归酒浸焙，各五钱　乳香研　没药研，各二钱半

上为末，用无灰酒三升，以银石器内慢火熬取一升，清汁分作三服，食后良久服。如有如岩，便服此药，可杜绝病根。毒气已成，能化脓为黄水。毒未成，即于二便中通利。如疾甚，再合服，以退为度。立效散与前方间服，神妙。但以瓜蒌散方，减去当归，加紫色皂角刺一两大钱是也。

鹿角散

治乳痈初起，结肿疼痛，憎寒发热，但未成俱效。

鹿角尖三寸，炭内烧红存性碾末，服三钱，食后热酒一茶盅调服。甚者，再一服必消。

《医学入门》

乳岩，乃郁怒有伤肝脾，结核如鳖棋子大，不痛不痒，五七年后，外肿紫黑，内渐溃烂，名曰乳岩，伤尽气血方死。急用十六味流气饮及单青皮汤兼服，虚者，只用清肝解郁汤，或十全大补汤。更加清心静养，庶可苟延岁月。经年以后，必于乳下溃一穴，出脓。及中年无夫妇人，死尤速，故曰：夫者妻之天。惟初起不分属何经络，急用葱白寸许，生半夏一枚捣烂，为丸芡实大，以绵裹之，如患左塞右鼻，患右塞左鼻，一宿而消。

《万病回春》

妇人乳岩，始有核肿，如鳖，棋子大，不痛不痒，五七年方成疮。初便宜多服疏气行血之药，须情思如意则可愈。如成之后，则如岩穴之凹，或如人口有唇，赤汁脓水浸淫胸腹，气攻疼痛。用五灰膏去蠹肉，生新肉，渐渐收敛。此疾多生于忧郁积忿，中年妇人。未破者，方可治；成疮者，终不可治。宜服十六味流气饮。

十六味流气饮

治乳岩。

当归、川芎、白芍、黄芪、人参、官桂、浓朴、桔梗、枳壳、乌药、木香、槟榔、白芷、防风、紫苏、甘草。乳痈加青皮，亦治痘疹余毒作痈瘤。

上锉一剂，水煎，食远临卧频服。

五灰膏

治脏腑一切蕴毒，发为痔疮，不问远年近日，形似鸡冠、莲花、核桃、牛乳，或内并皆治之。荞麦（灰，七升），荆柴、蓟柴、山白竹、老杉枝，上以四件，柴竹截作一尺许长，以斧劈成片，名取一束，晒干。于火上烧过，置坛内为炭，于酒调和以水。

《外科正宗》

夫乳病者，乳房阳明胃经所司，乳头厥阴肝经所属，乳子之母，不能调养，以致胃汁浊而壅滞为脓。又有忧郁伤肝，肝气滞而结肿，初起必烦渴呕吐，寒热交作，肿痛疼甚，宜牛蒡子汤主之。浓味饮食，暴怒肝火妄动结肿者，宜橘叶散散之。又忧郁伤肝，思虑伤脾，积想在心，所愿不得志者，致经络痞涩，聚结成核，初如豆大，渐若棋子；半年一年，二载三载，不疼不痒，渐渐而大，始生疼痛，痛则无解，日后肿如堆栗，或如复碗，紫色气秽，渐渐溃烂，深者如岩穴，凸者若泛莲，疼痛连心，出血则臭，其时五脏俱衰，四大不救，名曰乳岩。凡犯此者，百人百必死。如此症知觉若早，只可清肝解郁汤或益气养荣汤，患者再加清心静养、无挂无碍，服药调理只可苟延岁月。……惟初生核时，急用艾灸核顶，待次日起泡挑破，用铍针针入四分，用冰蛳散条插入核内，糊纸封盖；至十三日，其核自落，用玉红膏生肌敛口，再当保养不发。又男子乳节与妇人微异，女损肝胃，男损肝肾，盖怒火房欲过度，以此肝虚血燥，肾虚精怯，血脉不得上行，肝经无以荣养，遂结肿痛。治当八珍汤加山栀、牡丹皮，口干作渴者加减八味丸，肾气素虚者肾气丸，已溃作脓者十全大补汤。怀孕之妇乳疾曰内吹，因胎气旺而上冲，致阳明乳房作肿，宜石膏散清之，亦可消散；迟则迁延日久，将产出脓，乳汁亦从乳窍流出，其口难完，有此者，纯用补托生肌，其口亦易完矣。

牛蒡子汤

治乳痈、乳疽、结肿疼痛，毋论新久，但未成脓服。

陈皮　牛蒡子　山栀　金银花　甘草　栝蒌仁　黄芩　天花粉　连翘　角针各一钱　柴胡　青皮各五分

水二盅，煎八分，入酒一杯和匀，食远服。

橘叶散

治妇人有孕胎热为内吹，有儿吃乳名外吹。致乳结成肿痛，寒热交作，甚者恶心呕吐并服之。

柴胡　陈皮　川芎　山栀　青皮　石膏　黄芩　连翘各一钱　甘草五分　橘叶二十二个

水二盅，煎八分，食远服，渣再煎服。

清肝解郁汤

治一切忧郁气滞，乳结肿硬，不疼不痒，久渐作疼，或胸膈不利，肢体倦怠，面色萎黄，饮食减少。

陈皮　白芍　川芎　当归　生地　半夏　香附各八分　青皮　远志　茯神　贝母　苏叶　桔梗各六分　甘草　山栀　木通各四分

水二盅，姜三片，煎八分，食远服。

益气养荣汤

治女人乳岩初患。

人参　茯苓　陈皮　贝母　香附　当归　川芎　赤芍　熟地　白芍_{各一钱}　甘草
桔梗_{各五分}　白术_{二钱}

上，姜三片，枣二枚水二杯，煎八分，食远服。

冰蛳散

治女人乳中结核。

大田螺_{五枚，去壳线穿，日中晒干}　冰片_{一分}　白砒_{一钱二分，面裹煨熟}　硇砂_{三分}

上用晒干螺肉，切片同煨熟，白砒碾为细末，加硇片再碾，小罐密收。凡用时先用艾灸核上七壮，次候灸疮起泡，以小针挑破，将前药一二厘，津唾调成饼，贴灸顶上，用绵纸以厚糊封贴核上，勿动泄气。七日后四边有裂缝，再七日其核自落，换搽玉红膏，内服补药，兼助完口。

生肌玉红膏　治证见上。

甘草_{一两二钱}　瓜儿血竭、轻粉_{各四两}　当归身　白蜡_{各二两}　白芷_{五钱}　紫草_{二钱}
麻油_{一斤}

上，先用甘草、当归、紫草、白芷四味，入油内浸三日，大杓内慢火熬药微枯色，细绢滤清；将油复入杓内，煎滚下整血竭化尽，次下白蜡微火亦化完；用茶盅四枚，预顿水中，将膏分作四处，倾入盅内，候片时，方下研极细轻粉，每盅内投和一钱搅匀，候至一复时取起。不得加减，致取不效。

飞龙阿魏化坚膏

治失荣症及瘿瘤、乳岩、瘰疬、结毒，初起坚硬如石，皮色不红，日久渐大，或疼不疼，但未破者，俱用此贴。

用蟾酥丸药末一料，加金头蜈蚣五条炙黄去头足研末，同入熬就，乾坤一气膏二十四两化开搅和，重汤内顿化；红缎摊贴，半月一换，轻者渐消，重者亦可停止，常贴保后无虞矣。

《景岳全书·妇人规》

乳痈、乳岩

肿痛势甚，热毒有余者，宜以连翘金贝煎先治之，甚妙。

立斋法曰：妇人乳痈，属胆胃二腑热毒，气血壅滞，故初起肿痛发于肌表，肉色赤，其人表热发热，或发寒热，或憎寒头痛，烦渴引饮，用人参败毒散、神效瓜蒌散、加味逍遥散治之，肿自消散。若至数日之间，脓成溃窍，稠脓涌出，脓尽自愈。若气血虚弱，或误用败毒，久不收敛，脓清脉大，则难治。乳岩属肝脾二脏，郁怒气血亏损，故初起小核，结于乳内，肉色如故，其人内热、夜热、五心烦热，肢体倦瘦，月经不调。用加味逍遥散、加味归脾汤、神效瓜蒌散，多自消散。若积久渐大，岩色赤，出水，内溃深洞，为难疗。但用前归脾汤等药，可延岁月。若误用攻伐，危殆迫矣。大凡乳证，若因恚怒，宜疏肝清热；痛寒热，宜发表散邪；肿痛甚，宜清肝消毒并隔蒜灸。不作脓或脓不溃，补气血为主；不收敛或脓稀，补脾胃为主；脓出反痛或发寒热，补气血为主，或晡热内热，补血为主。若饮食少思或作呕吐，补胃为主；饮食难化或作泄泻，补脾为主；劳碌肿痛，补气血为主；怒气肿痛，养肝血为主。儿口所吹，须吮通揉散，成痈治以前法。潮热暮热，亦主前药。大抵男子多由房劳耗伤肝肾，妇人郁怒亏损肝脾，治者审之，世有孕妇患此，名曰内吹，然其所致之因则一，惟用药不可犯其胎耳。

连翘金贝煎方见上。

人参败毒散

见《古方八阵·散阵》，亦名败毒散。治四时伤寒瘟疫，憎寒壮热，风湿、风眩，项强，身体疼痛，不问老少皆可服。或岭南烟瘴之地，疫疠时行，或处卑湿，脚气痿弱等证，此药不可缺，日三服，以效为度。

人参　茯苓　枳壳　甘草　川芎　羌活　独活　前胡　柴胡　桔梗各等分

水一盅半，姜三片，煎服。或为细末，沸汤点服。

神效瓜蒌散

见《外科钤古方》，治乳痈及一切痈疽初起。肿痛即消，脓成即溃，脓出即愈。治痈之方甚多，独此方神效，瘰疬、疮毒尤效。凡一切痈疽余毒，皆宜用之。

瓜蒌一个,烂研　当归酒洗　生甘草各半两　乳香　没药各一钱

上用酒煎服，良久再服，如不能饮，以酒水各半煎之，如数剂不效，宜以补气血之药兼服之。若肝经血虚，结核不消，佐以四物、柴胡、升麻、白术、茯苓。若肝脾气血虚弱，佐以四君、芎、归、柴胡、升麻。若忧郁伤脾，气血亏损，佐以归脾汤。

清肝解郁汤

治女人乳内结核，或肿溃不愈。

当归　白术各一钱半　人参　柴胡　牡丹皮　陈皮　川芎各八分　白茯苓　贝母白芍药　熟地　山栀各一钱　甘草五分

上，水煎服。

十全大补汤

治女人乳岩虚者。

人参　白术　茯苓　甘草　当归　川芎　熟地　芍药　肉桂　黄芪各二分半

上，姜枣煎服。

《简明医彀》

乳岩（附：乳痈、吹乳、乳汁不通、乳闭）

妇人情思怫逆，久含郁怒，无由散越，致肝木气盛，乳房属肝，发于此也。始有小核如豆，渐渐长大，经年累月，发则大痛肿溃，故如岩穴之状，血脓赤水淋漓，甚穿五内，终致不救。宜如小棋子时，先服十六味流气饮方见外科，次服主方。有穿溃者，姑与解毒托里散，外用去腐生肌药治之。未破、已破，兼服蜡矾丸。

主方

贝母、瓜蒌仁、青皮、柴胡、赤芍、当归、抚芎、木通等分，水煎服。痛加乳香、没药。

蜡矾丸

治诸般疮毒，不拘生在何宫，初起即消、已成即溃。

黄蜡一两　白矾六钱

将蜡熬化，稍冷入矾末为丸，豆大。疮在上，服一两；在下，服七钱。小儿减半，酒和开水下，忌葱三日。

《丹台玉案》

夫乳病者，乳房阳明胃经所司，乳头厥阴肝经所属。乳子之母，不善调养，以致乳汁浊而壅滞，因恼怒所伤，气滞凝结，而成痈毒。又有忧郁伤肝，思虑伤脾，积想在心，所愿不得志者，致于经络痞涩，聚结成核，初如豆大，渐若棋子，半年一载，二载三载，不疼不痒，渐渐而大，始生疼痛，痛则无解，日后肿如堆粟，或如覆粟色气秽，渐渐溃烂，深者如岩穴凸者若泛莲，疼痛连心，出血作臭，其时五脏俱衰，四大不救，名曰乳岩。凡犯此症，百无一生，宜清肝解郁，益气养荣，患者清心静养，无挂无碍，服药调理，苟延岁月而矣。

青橘饮

治妇人百不如意，久积忧忿，乳内有核不痒不痛，将成乳岩。

青皮五钱，醋炒　橘叶三十片

水煎食远服。

神功饮

治妇人乳内一核，初起如钱，不作疼痒，三五年成功红肿，溃时无脓，惟流清水形如岩穴之凹。

忍冬藤　蒲公英　甘草节　金银花各二钱　瓜蒌一个，连壳

生酒煎服。

十六味流气饮

治乳岩赤肿疼痛。

人参 黄芪 当归 川芎各一钱五分 肉桂 白芷 浓朴 甘草 桔梗 防风 乌药 槟榔各一钱 赤芍 枳壳 广木香 苏梗各八分

水煎食远服。

《外科十法》

乳痈、乳岩

乳痈者，乳房痛作脓，脓尽则愈。其初起宜服瓜蒌散，敷以香附饼，实时消散。若已成脓，则用太乙膏贴之。若溃烂，则用海浮散掺之，外贴膏药，吸尽脓而愈。乳岩者，初起内结小核如棋子，积久渐大崩溃，有岩之势，故名乳岩，宜服逍遥散、归脾汤等药，虽不能愈，亦可延生。若妄行攻伐，是速其危也。

瓜蒌散

瓜蒌一个 明乳香二钱

酒煎服。

香附饼

敷乳岩，实时消散。一切痈肿皆可敷。

香附细末一两 麝香二分

上二味研匀，以蒲公英二两，煎酒去渣，以酒调药，热敷患处。

《外科大成》

乳岩

亦乳中结核，不红热，不肿痛，年月久之，始生疼痛，疼则无已。未溃时，肿如覆碗，形如堆粟，紫黑坚硬，秽气渐生。已溃时，深如岩穴，突如泛莲，痛苦连心，时流臭血，根肿愈坚。斯时也五大俱衰，百无一救，若自能清心涤虑以静养，兼服神效瓜蒌散、益气养荣汤，只可苟延岁月而已。

初起时，宜艾灸核顶，次日起泡挑破，用铍针针入四五分，插去腐灵药捻子，纸封之，至十余日，其核自落，用绛珠膏敛口，再当保养，庶不再发，惜乎初时必不肯如是治也。

按，乳头属足厥阴肝经，乳房属足阳明胃经，外属足少阳胆经。是证也，女子多发于乳，盖由胎产忧郁损于肝脾，中年无夫者多有不治。男子多发于腹，必由房劳恚怒伤于肝肾，治宜六君子汤加芎、归、柴胡、栀子数十剂，元气复而自溃，仍痛而恶寒者，气血虚也。易十全大补汤加柴、栀、丹皮，兼六味地黄丸，若两目连睫，肝脉微弦者，前十全大补汤更加胆草。

神效瓜蒌散

治内痈脑髭背腋诸毒、瘰疬便毒、乳痈、乳疽、乳劳、乳岩等症，悉效。

大瓜蒌一个，子多者佳，子少者用二个 当归五钱 甘草四钱 没药三钱 乳香一钱用黄酒二碗，煎八分服。或去当归，加皂角刺一两六钱半生半熟炒，名立效散，与原方兼服之，尤佳。服将愈，加参、芪、芎、术，以培其元。

加减瓜蒌散

治内痈脑疽背腋诸毒。瘰疬便毒。乳疽乳岩等症。未成者即消，已成者速溃。

大瓜蒌一个，子多者佳，少者用二个，杵烂　　当归三钱　　没药二钱　　乳香一钱　　甘草三钱　金银花五钱　　生姜五钱

用无灰酒二碗，煎一碗服。将溃者，加皂角刺五钱。

去腐灵药

水银一两　　火消二两　　食盐三钱　　枯矾三钱，三味炒爆　　朱砂八钱　　雄黄三钱　　白砒三钱　硼砂三钱，一加硇砂三钱

上为末，入泥固罐内，盖盏封口，架三钉上，砌百眼炉，先底火二寸，点香一支，中火一枝，顶火一枝，随以水擦盏勿住，香毕去火，次日取升上者用。

绛珠膏

治溃疡去腐定痛生肌。

麻油十两　　鸡子黄十个　　血余五钱　　天麻子肉八十一粒　　白蜜蜡三两　　黄丹飞，二两　乳香　　没药　　轻粉　　珍珠　　血竭　　儿茶各三钱　　朱砂二钱　　冰片一钱　　麝香五分，乳岩加银朱一两

上将油血余化，麻子肉枯，去渣入蜡，候化离火，少时入黄丹搅匀，再加细药，和匀收用。

《辨证录》

人有先生乳痈，虽已收口，后因不慎房事，以致复行溃烂，变成乳岩，现成无数小疮口，如管非管，如漏非漏，竟成蜂窝之状，肉向外生，终年累月而不愈。服败毒之药，身愈野狼狈，而疮口更加腐烂，人以为毒深结于乳房也，谁知气血之大亏乎。凡人乳房内肉外长，而筋束于乳头，故伤乳即伤筋也。此处生痈，原须急散，迟则有筋弛难长之虞。况又加泄精以损伤元气，安得不变非常乎。当时失精之后，即大用补精填髓之药，尚不至于如此之横。今既因虚而成岩，复见岩而败毒，不已虚而益虚乎，毋怪其愈败愈坏也。治法必须大补其气血，以生其精，不必再泻其毒，以其病原无毒之可泻耳。方用化岩汤：

人参一两　　白术二两　　黄芪一两　　当归一两　　忍冬藤一两　　茜根二钱　　白芥子二钱　茯苓三钱

水煎服。连服二剂，而生肉红润。再服二剂，脓尽痛止。又二剂，漏管重长。又二剂痊愈，再二剂永不再发。

此方全去补气血，不去消毒，实为有见。虽忍冬藤乃消毒之药，其性亦补，况同入于补药中，彼亦纯于补矣。惟是失精变岩，似宜补精，乃不补精，而止补气血

何也？盖精不可以速生，补精之功甚缓，不若补其气血，转易生精。且乳房属阳明之经，既生乳痈，未必阳明之经能多气多血矣。补其气血，则阳明之经旺，自然生液生精以灌注于乳房，又何必复补其精，以牵掣参、芪之功乎，此方中所以不用生精之味耳。

《验方新编》

治乳岩已破

荷叶蒂七个，烧灰存性研末，酒冲服。

又方：用贝母、核桃隔、金银花、连翘各三钱，酒、水各半煎服。

乳癖乳岩方

蒲公英，金银花，夏枯草各五钱　土贝母三钱，黄酒二碗煎一碗，空心热服愈。一方加当归一两　花粉三钱　甘草二钱，炙　穿山甲一片，同上煎服。

治乳岩乳痈方

葫芦巴三钱，捣碎酒煎服，渣敷患处

未成即散，已溃即愈。

乳吹乳岩方

大瓜蒌二个，去皮，子多者有力　当归酒炒　甘草各五钱　乳香去油　没药去油

服此以退。

乳岩散

经霜上楝子三两　雄鼠粪三两　炙露蜂房三两

共研细末，每服三钱，陈酒送下，吃一服，间二日再吃一服，神效。

治乳岩

瓜蒌一个，切碎　当归五钱　蒲公英三钱　乳香去油　没药去油，各一钱　生甘草二钱

又方：枸橘李切片炙研，每日酒调服二钱，服半月即愈。

治乳岩及一切吹乳肿烂神效屡验方

用橘一枚，连皮带络及核俱全者，取瓦二片，合而炙之至焦，乃研末，用黄酒吞服。每服橘一枚，服至数枚即愈。即腐烂溃浓已甚者，服至十枚，无不痊愈，真神方也。惟橘每炙可三四枚，而研仍须各枚分研，不可以二枚并研，切记切记。

乳岩本肝郁证也，总由营血素亏，心肝不潜，非寻常外疡理治之法所可奏功。因令常服潞党参、熟地黄、当归身、西洋参、天冬、川贝、橘络、石斛、茯神、合欢皮、夜交藤、料豆衣、糯稻根须，外用白膏药、八宝生肌散和珍粉掺之。强为图维，历延七载，溃口得收至如银杏大，后以感受时疫而终。

《张氏医通》

乳痈乳岩

妇人乳痈，有内吹外吹，上逆下顺之异，总属胆胃二经热毒，气血凝滞，故初起肿痛。发于肌表，肉色赤，其人表热发热，或发寒热，或憎寒头痛，烦渴引饮，加味逍遥散加瓜蒌霜。若至数日之间，脓成满窍，稠脓涌出，脓尽自愈。若气血虚弱或误用败毒，久不收敛，脓清脉大，非大剂开郁理气，温补气血，不能收功。丹方治乳痈初起，用蒲公英草捣汁，和陈酒服，以渣敷肿处即消。然此施于藜藿之人辄效，若膏粱七情内郁所致者，良非所宜，当用鹿角，瓷锋刮屑，加麝香温酒调服。若肥盛多痰郁滞者，用橘皮摘碎如豆大，汤泡净，以飞罗面拌炒，去面为末，黑糖调二钱，醇酒服之。又方，用蟹壳存性，醇酒服三钱。又乳房肿，用贝母、瓜蒌实、甘草节各三钱煎服，效，已溃，加忍冬一两佳。乳岩属肝脾二脏久郁，气血亏损，故初起小核结于乳内，肉色如故，其人内热夜热，五心烦热，肢体倦瘦，月经不调，益气养营汤、加味逍遥散。多服渐散，气虚必大剂人参，专心久服，其核渐消。若服攻坚解毒，伤其正气，必致溃败。多有数年不溃者最危，溃则不治。周季芝云：乳癖乳岩结硬未溃，以活鲫鱼同生山药捣烂，入麝香少许，涂块上，觉痒极，勿搔动，隔衣轻轻揉之，七日一涂，旋涂渐消。若荏苒岁月，以致溃腐，渐大类岩，色赤出水，深洞臭秽，用归脾汤等药，可延岁月，若误用攻伐，危殆迫矣。

《本草易读》

乳中结核，久久不愈，轻则乳劳，重成乳岩。均宜：木香五钱，生地一两捣合饼贴之，或熨斗间日熨之。

乳岩隐痛，活鲫鱼取肉，用白鲜、山药共捣如泥，加元香敷之，七日一换，痒极毋动。

《女科精要》

妇人有忧怒抑郁，朝夕累积，脾气消阻，肝气横逆，气血亏损，筋失荣养，郁滞与痰结成隐核，不赤不痛，积之渐大，数年而发，内溃深烂，名曰乳岩，以其疮形似岩穴也，慎不可治。此乃七情所伤，肝经气血枯槁之证。治法：痛寒热初起，即发表散邪，疏肝之中，兼以补养气血之药，如益气养荣汤，加味逍遥散之类，以风药从其性，气药行其滞，参、归、芍补气血，乌药、木通疏积利壅，柴、防、苏叶散表，白芷除脓通荣卫，官桂行血和脉。轻者多服自愈，重者尚可延年。若以清凉行气破血，是速其亡也。

益气养荣汤、加味逍遥散方见上。

《医学心悟》

乳痈者，乳房肿痛，数日之外，肿而溃，稠脓涌出，脓尽而愈。此属胆胃热毒，气血壅滞所致，尤为易治。若乳岩者，初起内结小核，如棋子，不赤不痛，积久渐大崩溃，形如熟榴，内溃深洞，血水淋沥，有岩之势，故名曰乳岩。此属脾肺郁结，气血亏损最为难治。乳痈初期，若服瓜蒌散，敷以香附饼，即见消散。如已成脓，则以神仙太乙膏贴之，吸尽脓自愈矣。乳岩初起，若用加味逍遥散、加味归脾汤，二方间服，亦可内消。及其病势已成，虽有卢扁，亦难为力。但当确服前方，补养气血，纵未脱体，亦可延生。若妄用行气破血之剂，是速其危也。更有乳卸症，乳头拖下长一二尺，此肝经风热发泄也。用小柴胡汤，加羌活、防风主之。外用羌活、防风、白蔹，烧烟熏之。仍以蓖麻子四十九粒，麝香一分，研烂，涂顶心，俟乳收上，急洗去。此属怪症，女人盛怒者多得之。不可不识。

瓜蒌散、香附饼、加味逍遥散、加味归脾汤、小柴胡汤见上。

神仙太乙膏

治一切痈疽，不问脓之成否，并宜贴之。

元参　白芷　当归　肉桂　生地　赤芍　大黄各一两　黄丹炒筛，十三两

上用麻油二斤，纳诸药，煎黑，滤去渣，复将油入锅，熬至滴水成珠，入黄丹十三两，再熬，滴水中，看其软硬得中，即成膏矣。如软，再加黄丹数钱。

乳痈者，乳房焮痛作脓，脓尽则愈。其初起，宜服瓜蒌散，敷以香附饼，实时消散。若已成脓，则用太乙膏贴之，若溃烂，则用海浮散掺之，外贴膏药，吸尽脓自愈。乳岩者，初起内结小核，如棋子，积久渐大崩溃，有岩之势，故名乳岩，宜服逍遥散，归脾汤等药。虽不能愈，亦可延生，若妄行攻伐，是速其危也。

瓜蒌散

乳痈乳岩

瓜蒌一个　明乳香二钱

酒煎服。

香附饼

敷乳岩，实时消散，一切痈肿，皆可敷。

香附细末一两　麝香二分

上二味研匀。以蒲公英二两，煎酒去渣，以酒调药，热敷患处。

太乙膏

治一切痈疽肿毒，用之提脓极效。

肉桂一钱五分　白芷　当归　玄参　赤芍　生地　大黄　土木鳖各五钱　乳香末二钱　没药末二钱　阿魏一钱　轻粉一钱五分　血余一团　黄丹六两五钱

以上各药，用真麻油一斤，浸入，春五、夏三、秋七、冬十日，倾入锅内，文

武火熬至药枯浮起为度，住火片时，用布袋滤净药渣，将锅展净，入油，下血余再熬，以柳枝挑看，俟血余熬枯浮起，方算熬熟。每净油一斤，将炒过黄丹六两五钱，徐徐投入，不住手搅，候锅内先发青烟，后至白烟迭迭旋起，其膏已成，将膏滴入水中，试软得中，端下锅来，方下阿魏散膏面上，候化尽，次下乳香、没药、轻粉，搅匀，倾入水内，以柳木搅成一块。

海浮散

搽痈疽疮毒，腐去新生，乃回生保命之宝丹也。

乳香、没药各等分，安箬叶上，火炙去油，乳细搽上，以膏贴之，此药未尽则提脓外出，如毒已尽，则收口，其神妙处，难以言喻。

《医宗金鉴》

此证由肝、脾两伤，气郁凝结而成。自乳中结核起，初如枣栗，渐如棋子，无红无热，有时隐痛。速宜外用灸法，内服养血之剂，以免内攻。若年深日久，即潮热恶寒，始觉大痛，牵引胸腋，肿如覆碗坚硬，形如堆粟，高凸如岩，定透紫色光亮，肉含血丝，先腐后溃，污水时津，有时涌冒臭血，腐烂深如岩壑，翻花突如泛莲，疼痛连心。若复因急怒，暴流鲜血，根肿愈坚，斯时五脏俱衰，即成败证，百无一救；若患者果能清心涤虑，静养调理，庶可施治。初宜服神效瓜蒌散，次宜清肝解郁汤，外贴季芝鲫鱼膏，其核或可望消。若反复不应者，疮势已成，不可过用克伐峻剂，致损胃气，即用香贝养荣汤。或心烦不寐者，宜服归脾汤；潮热恶寒者，宜服逍遥散，稍可苟延岁月。如得此证者，于肿核初起，即加医治，宜用豆粒大艾壮，当顶灸七壮，次日起疱，挑破，用三棱针刺入五六分，插入冰螺散捻子，外用纸封糊，至十余日，其核自落，外贴绛珠膏、生肌玉红膏，内舒服肝、养血、理脾之剂，生肌敛口自愈。

香贝养荣汤

白术土炒，二钱　人参　茯苓　陈皮　熟地黄　川芎　当归　贝母去心　香附酒炒
白芍酒炒，各一钱　桔梗　甘草各五钱

姜三片，枣二枚，水二盅，煎八分，食远服。

胸膈痞闷，加枳壳、木香。饮食不甘，加厚朴、苍术，寒热往来，加柴胡、地骨皮。脓溃作痒，倍人参、当归、白术，加黄芪。脓多或清，倍当归、川芎。胁下痛或痞，加青皮、木香。肌肉生迟，加白蔹、肉桂。痰多，加半夏、橘红。口干，加麦冬、五味子。发热，加柴胡、黄芩。渴不止，加知母、小豆。溃后反痛，加熟附子、沉香。脓不止，倍人参、当归，加黄芪。虚烦不眠，倍人参、熟地，加远志、枣仁。

《外科全生集》

阴疽论

阴毒之症，皮色皆同，然有肿有不肿，有痛有不痛，有坚硬难移，有柔软如绵，不可不为之辨。夫肿而不坚，痛而难忍，流注也。肿而坚硬微痛，贴骨、鹤膝、横痃、骨槽等类是也。

不肿而痛，骨骱麻木，手足不仁，风湿也。坚硬如核，初起不痛，乳岩瘰疬也。不痛而坚，形大如拳，恶核失荣也。不痛不坚，软而渐大，瘿瘤也。不痛而坚如金石，形如升斗，石疽也。此等症候，尽属阴虚，无论平塌大小，毒发五脏，皆曰阴疽。如其初起疼痛者易消，重按不痛而坚者，毒根深固，消之难速，治之之法，方有一定，学人览之了然。

卷一 阴证门

乳岩

初起乳中生一小块，不痛不痒，症与瘰疬恶核相若，是阴寒结痰，此因哀哭忧愁，患难惊恐所致。其初起以犀黄丸，每服三钱，酒送，十服痊愈。或以阳和汤加土贝五钱煎服，数日可消。倘误以膏贴药敷，定主日渐肿大，内作一抽之痛，已觉迟治，若皮色变异，难以挽回。勉以阳和汤日服，或以犀黄丸日服，或二药每日早晚轮服，服至自溃，用大蟾六只，每日早晚取蟾破腹连杂，以蟾身刺孔，贴于患口，连贴三日，内服千金托里散，三日后接服犀黄丸。十人之中，可救三四。溃后不痛而痒极者，断难挽回。大忌开刀，开则翻花最惨，万无一活。男女皆有此症。

阴疽用膏议

凡患一应色白大小等疽，忌用洞天膏贴、嫩膏敷，用则寒凝愈结。最忌用千捶膏、鲫鱼膏贴，盖此二膏内，皆有巴豆、蓖麻，贴则被其提拔助成。每见横痃、乳岩，贴至致命，孕妇贴则堕胎。凡诸疽溃后，宜贴阳和解凝膏。

一妇，两乳皆患乳岩，两载如桂圆大，从未延医。因子死悲哭发威，形大如杯，以五通、犀黄丸，每日早晚轮服，九日全消。又，男子乳亦患，因邻送鲫鱼膏粘贴，两日发大如拳，色红始来。令其揭下，与服阳和四剂，倘色转白可救。色若仍红，无救矣。四日，患色仍红，哀恳求治，以犀黄丸、阳和汤轮服，服至十六日，四余皆消，独患顶溃，用蟾拔毒三日，半月收功。

阳和汤

治鹤膝风，贴骨疽，及一切阴疽。如治乳癖乳岩，加土贝五钱。

熟地一两　肉桂一钱，去皮，研粉　麻黄五分　鹿角胶三钱　白芥子二钱　姜炭五分
生甘草一钱

煎服。

千金内托汤

治乳岩溃者，并治一切溃烂红痛，最效，阴证忌服。

党参或用人参、黄芪、防风、官桂、川朴、白芷、川芎、桔梗、当归、生甘草分两随时斟酌，煎服。

犀黄丸

治乳岩、横痃、瘰疬、痰核、流注、肺痈、小肠痈等症。

犀黄三分　麝香一钱半　乳香、没药各去油，各一两，各研极细末，黄米饭一两捣烂为丸，忌火烘，晒干，陈酒送下三钱

患生上部，临卧服；下部，空心服。

小金丹

治一应流注、痰核、瘰疬、乳岩、横痃、贴骨疽、善癫头等症。

白胶香　草乌　五灵脂　地龙　木鳖各一两五钱，俱为细末　乳香　没药各去油　归身俱净末，各七钱半　麝香三钱　墨炭一钱二分亦各研细末

用糯米粉一两二钱，同上药末，糊浓，千槌打融为丸，如芡实大，每料约二百五十粒，临用陈酒送下一丸，醉盖取汗。如流注将溃及溃久者，以十丸均作五日服完，以杜流走不定，可绝增人者。如小儿不能服煎剂，以一丸研碎，酒调服之，但丸内有五灵脂，与人参相反，断不可与参剂同服也。

洞天救苦丹

治一应久烂不堪，并瘰疬、乳痈、乳岩溃烂不堪者。

有子蜂窠露天者佳，尖鼠粪，楝树子立冬后者佳，青皮各等分炙研细末，每服三钱，陈酒送下，隔二日再服，愈。

五通丸

凡大痈生于要紧穴道处，将在发威之际，服此甚效。如与三黄丸间服更妙，并治肚痈。

广木香、五灵脂、麻黄、乳香、没药俱去油，各等分。各研细末，黄米饭打和为丸，如梧子仁大。临用以川芎、当归、赤芍、连翘、甘草煎服，送下五钱，忌用参剂。

三黄丸

治红肿热毒，疼痛，大痈，悬痈，杨梅疮，结毒等症。

制军三两，酒浸，隔水蒸软，打烂如泥　乳香　没药俱去油，各一两　雄精五钱　麝香钱半　犀黄三分

各为细末，千槌为丸，如梧仁大，晒干，每服五钱，连服十次立愈。

《绛囊撮要》

独妙散

治乳岩未破。

螃蟹壳焙焦，研细末，每服二钱，黄酒温下。隔半日再进，调气交通阴阳之法，如是行之。

犀黄丸

治乳岩瘰疬、痰核流注、横痃痈、小肠痈、一切腐溃阴疽，神效。

乳香　没药各一两　麝香一钱五分　犀黄三分

共为细末，取黄米饭，一两捣烂研和为丸，如卜子大，晒干，忌烘，每服二钱，热陈酒送下。附制乳香没药法：每药一斤，用灯草心四两，摘寸段，同炒至圆脆可粉为度，扇去灯心。

《惠直堂经验方》

乳吹乳岩方

瓜蒌一个，去皮，子多者有力　生甘　当归酒炒，各五钱　乳香　没药去油，各二钱半

共为末，用无灰酒三升，砂锅文火煎一升，分三次，食后良久服。如有乳岩，服此可断根。

乳癖乳岩方

蒲公英　金银花　夏枯草各五钱　土贝母三钱

白酒二碗，煎一碗，空心热服愈。一方加当归一两，花粉三钱，生甘二钱，山甲一片炙，同上煎服。

又方治乳岩乳痈。

葫芦巴三钱捣碎酒煎服，渣敷之，未成散，已成溃愈。

《疡医大全》

碧玉膏

贴痈疽发背，瘰马刀，乳痈乳岩，流火流注，肿块风毒，横痃痔漏，囊痈，冬瓜痈，贴骨疽，一切腰背臀腿毒疖，多骨疽，拱头，脚隐漏蹄等证。

蓖麻仁（去皮、尖，捣烂）、杏仁（去皮，捣烂）各四十九粒，铜绿二两七钱，用水一碗，将铜绿研细，投入水中，搅匀，片松香五斤，研细，用真麻油十二两，入锅内熬滚，次下蓖麻、杏仁，熬至滴水成珠为度，夏布滤去渣，将油复入净锅内，用文武火熬滚，徐徐投下松香末，用桃槐枝不住手搅匀，倾入磁盆内，候膏将凝，然后加水浸之，用手揉扯以去火毒，另用瓷罐或铜杓盛贮数月后，用热汤炖化，摊贴。此膏活血止痛，拔毒消肿，敛毒透脓，去腐生新。

乳吹乳痈乳岩，并一切无名大毒。

黄牛大角内嫩角火烧存性，一两　鹿角火焙黄色，八钱　枯白矾三钱

和研极细末，热酒调服三钱。

乳中有小块不消，不痛不痒，即名乳岩，宜早治，至六七年后，溃烂不救。

川贝母　连翘　瓜蒌仁　当归　炙甘草各二钱　柴胡　金银花　白及　何首乌　白芷　蒲公英　半夏各一钱五分　川黄连（酒炒）　漏芦各一钱　金橘叶四十片　半枝莲捣碎，二两

先将夏枯草半斤和酒水五碗，煎至三碗，去渣入前药同煎就一大碗，加去油乳香、没药细末各七分，不拘时服，外用五倍子焙干为末，醋调服。

消乳岩丸方

夏枯草　蒲公英各四两　金银花　漏芦各二两　山慈姑　雄鼠粪　两头尖　川贝母去心　连翘　金橘叶　白芷　甘菊花　没药去油　瓜蒌仁　乳香去油　茜草根　甘草　广陈皮　紫花地丁各一两五钱

上为细末，炼蜜为丸，每早晚食后送下二三钱，戒气恼。一方去瓜蒌仁加天花粉、桔梗、广胶，用夏枯草熬膏为丸。

乳岩初起

青皮、甘草各等分共研细末，每服二钱，用人参汤入生姜汁调，细细呷之，一日夜五六次至消乃已，神验。年壮者不必用人参。

《本草纲目拾遗》

姚希周济世经验方：治乳岩已破，用大贝母、核桃、金银花、连翘各三钱，酒水煎服。不论已破未破，皆治。

《急救广生集》

乳岩

先因乳中一核如豆，渐渐大如鸡子，七八年后方破，破则不治矣。先乘其未破，用蛤蜊壳研极细，加皂角末少许，米醋煎滚调敷。

《百一方》一方，用芭蕉叶捣烂搽患处。

《简易良方》一方，用五倍子焙干为末，醋调搽。若穿烂者，另用贝母、知母研末，加麝少许，鸡子清调敷。

《古方汇精》

金锁比天膏

治痈疽发背、无名肿毒、疔疮、鼠串、马刀、瘰疬、紫疥、红丝、鸦焰漏睛、退血气、内外疮、鱼口便毒、杨梅结核、金疮杖疮、蛇蝎虫咬、虎犬人伤、顽疮久

流脓血、万般烂疮、风寒痰湿、四肢疼痛、乳癖乳岩，其未破者。用葱椒汤，以汤洗净，贴之。如初发势重，将膏剪去中心，留头出气不必揭起，一膏可愈一毒。

见火，必须重汤化开。山甲一具或净甲一斤，刘寄奴去根切丝，野麻根，苍耳草连根叶子，紫花地丁各草药鲜者为妙，用真麻油十二斤，将四斤先煎穿山甲枯焦，余八斤浸各药，冬七日。

小金丹

治流注痰核、瘰疬、乳岩、横痃等症，初起，服之即消。

白胶香　草乌　五灵脂　地龙　木鳖各制末一两五钱　乳香　没药　当归身各净末七钱

以糯米粉一两二钱，为浓糊，和诸药末，千捶为丸，如芡实大，一料约为二百五十丸，晒干用小丸。

千金托里散

治一切痈疽疔毒、乳岩乳疬，日久不起发，或脓出不快，内因寒郁等证。

党参四钱　生黄　熟黄　白芷　当归各一钱五分　上官桂五分　川芎、桔梗各用量加菊叶、蒲公英各一钱五分

益血和中散

治乳岩乳疬初起。用败龟板存性，每服三钱，糖拌，好酒送下，尽醉，即消。

《古方精汇集》

开郁流气散

治乳硬如石。

槐花三钱　炒远志三钱

上为末。每日陈酒调服，半月取效。外用远志葱蜜饼敷之。远志葱蜜饼敷法，见外证六号。

《疡科心得集》

乳疬之不可治者，则有乳岩。夫乳岩之起也，由于忧郁思虑，积想在心，所愿不遂，肝脾气逆，以致经络痞塞结聚成核，初如豆大，渐若棋子，不红不肿，不疼不痒，或半年一年，或两载三载，渐长渐大，始生疼痛，痛则无解日，后肿如堆栗，或如覆碗，紫色气秽，渐渐溃烂，深者如岩穴，凸者如泛莲，疼痛连心，出血则臭，并无脓水，其时五脏俱衰，遂成四大不救。凡犯此者，百人百死。如能清心静养，无挂无碍，不必勉治，尚可苟延。当以加味逍遥散、归脾汤，或益气养营汤主之。此证溃烂体虚，亦有疮口放血如注，实时毙命者，与失营证同。

加味逍遥散、归脾汤、益气养营汤方见上。

疏肝导滞汤

治肝经郁滞，欲成乳癖、乳痈、乳岩等证。

川楝子　延胡　青皮　白芍　当归　香附　丹皮　山栀。

《笔花医镜》

　　肝气者，妇女之本病。妇女以血为主，血足则盈而木气盛，血亏则热而木气亢，木盛木亢，皆易生怒，故肝气唯妇女为易动焉。然怒气泄则肝血必大伤，怒气郁则肝血又暗损，怒者，血之贼也，其结气在本位者，为左胁痛，移邪于肺者，右胁亦痛，气上逆者，头痛目痛、胃脘痛，气旁散而下注者，手足筋脉拘挛、腹痛小腹痛、瘰疬、乳岩、阴肿、阴痒、阴挺诸证。其变病也不一，随证而治之。

　　左胁痛，肝气不和，柴胡疏肝散。若七情郁结，用逍遥散、解恨煎。右胁痛，用推气散。如肝燥而皮泡胀痛者，瓜蒌散。头痛者，痛或连眉棱骨眼眶，逍遥散主之。目痛者，蒺藜汤加柴胡、山栀。胃脘痛者，沉香降气散、柴胡疏肝散并主之。手足筋脉拘挛者，肝气热也，五痿汤加黄芩、丹皮。腹痛者，木乘土也，芍药甘草汤主之。小腹痛者，疝瘕之气，橘核丸主之。瘰疬者，血燥有火也，消瘰丸散之，兼服逍遥散。乳岩者，逍遥散、归脾汤二方间服。阴肿阴痒阴挺诸证，逍遥散主之，甚则龙胆泻肝汤。

　　逍遥散、归脾汤方见上。

《古今医彻》

乳疖溃后不敛。人参养荣汤、归脾汤、八珍汤，调养之。余毒未解，入忍冬花。乳岩溃后，须前方久服勿辍，调和情性。若郁结不舒者不治。

人参养荣汤、归脾汤、八珍汤，方见上。

橘叶散

金银花　瓜蒌　青皮　当归　皂针　连翘各一钱　橘叶十片　柴胡七分　甘草节三分

水煎。心思不遂者，加远志、贝母。

枳壳散

枳壳　木通　生地　当归　广皮　金银花各一钱　甘草三分　钩藤二钱　灯心一握

水煎。

王不留行汤

穿山甲炒　麦门冬去心　王不留行炒　当归　白芍药酒炒　熟地黄　茯苓　通草各一钱　川芎五分　甘草三分

用猪前蹄煮汁二碗煎药，食远服之。以热木梳梳其乳房，其乳立至。

《女科要旨》

《经》云：乳头属足厥阴肝经，乳房属足阳明胃经。若乳房忽然肿痛，数日之外，肿而溃，稠脓涌出，脓尽而愈，此属肝胃热毒、血气壅滞所致，名曰乳痈，尤为易治。若乳岩者，初起内结小核如棋子，不赤不痛，积久渐大崩溃，形如熟榴，内溃深洞，脓水淋漓，有岩之势，故名曰乳岩；此属脾肺郁结，血气亏损，最为难治。乳痈初起，若服人参败毒散，瓜蒌散加忍冬藤、白芷、青橘皮、生黄芪、当归、红花之类，敷以香附饼，即见消散；如已成脓，则以神仙太乙膏贴之，吸尽脓水自愈矣。乳岩初起，若用加味逍遥散、加味归脾汤二方间服，亦可内消。及其病势已成，虽有卢扁，亦难为力。但当确服前方，补养气血，纵未脱体，亦可延生。周季芝云：乳痈、乳岩结硬未溃，以活鲫鱼同天生山药捣烂入麝香少许，涂块上，觉痒勿搔动，隔衣轻轻揉之，以七日一涂，旋涂旋消；若用行血破气之剂，是速其危也。更有乳缩症，乳头缩收肉内，此肝经受寒，气敛不舒，宜当归补血汤加干姜、肉桂、白芷、防风、木通之类主之。又有乳卸症，乳头拖下，长一二尺，此肝经风热发泄也，用小柴胡汤加羌活、防风主之，外用羌活、防风、白蔹火烧熏之，仍以蓖麻子四十九粒，麝香一分，研极烂涂顶心，俟至乳收上，急洗去。此系属怪证，妇人盛怒者多得之，不可不识。

瓜蒌散

瓜蒌一个　明乳香二钱

酒煎服。

香附饼

敷乳痈，实时消散；一切痛肿，皆可敷。

香附细末净一两　麝香二分

上二味研，以蒲公英二两，煎酒去渣，以酒调药，炖热敷患处。

神仙太乙膏

治一切痈疽，不问脓之成否，并宜贴之。

元参　白芷　当归　肉桂　生地　赤芍　大黄各一两　黄丹十二两，炒筛

上药用麻油二斤，内诸药煎黑，滤去滓；复将油入锅，熬至滴水成珠，入黄丹十二两再熬，滴水中，看其硬软得中，即成膏矣。如软，再加黄丹数钱。

加味逍遥散

治肝经郁火，颈生瘰疬，并胸胁胀痛；或作寒热，甚至肝木生风，眩晕振摇；或切牙发痓诸症。《经》云：木郁则达之，是也。

北柴胡　茯苓　当归　天生术　甘草　白芍　牡丹皮　山栀炒黑，各一钱　薄荷五分　老生姜一片

清水煎。

《医学从众录》

蟹壳散

治乳岩。此证先因乳中一粒大如豆，渐渐大如鸡蛋，七八年后方破烂。一破则不可治矣，宜急服此药。

生蟹壳数十枚，放砂锅内焙焦为末。每服二钱，好酒调下，须日日服，不可间断。

《奇效简便良方》

乳岩已破

荷叶蒂七个，烧存性研末，黄酒调下。

《外科传薪集》

乳岩方

初生可治。

青皮　石膏_{行污}　生甘草节_{消肿导毒}　瓜蒌　橘络_{行经络}　皂角刺　银花

此证不可用刀。因寒痰结凝，当用阳和汤。外敷宜留意，不可寒凉。

《女科折衷纂要》

乳头生小浅热疮，搔之黄汁出，浸淫渐大，百疗不瘥，动经年月，名为妒乳。若感外受之邪与气血相搏，即壮热大渴引饮，牢强掣痛，手不近是也。若夫不得于舅姑，忧怒郁遏，时日累积，脾气清汩肝气横逆，遂成隐核如鳖棋子，不痛不痒，十数年后方为疮陷，名曰乳岩（仲圭曰：本病若在未成溃疡以前，以香附饼治之良效。方用香附细末一两，麝香二分，研匀，以蒲公英二两，酒煎去渣，以酒调药，乘热敷患处，日数次。如已成溃疡者，应受外科之治疗，特本证之病原既由肝脾抑郁而起，则怡情悦情又为至要。汤剂以逍遥散与归脾汤间服。至于性情如何怡悦，则莫如披阅内典，以了解人生观为上策）。

香附饼、逍遥散、归脾汤方见上。

《外科十三方》

九问曰：何为乳痈、乳岩、乳花？答曰：乳痈初起，红肿痛甚，或六七日成脓，或十余日成脓，或因有孕而内吹之，或因乳子而外吹之，皆为此病根源。初起可用蒲公英同酒糟捣敷之，或以白头翁叶同酒糟捣敷之，或用马前子去皮毛，香油炸透研末，黄酒冲服一分亦可，见汗即愈。乳岩则因七情气郁而成，初起形如豆大，至四五年时，乃渐大如弹子，或十余年方始发作，其硬如石，溃则状如山岩，故名乳岩。治法服"金蚣丸"、"中九丸"后而生脓者，则为可治之症，若年久溃而不敛者难治。尤忌开刀，可令人血出不止。倘有五善而无七恶者，尚属可治，否则百无一生。乳花者状如背花，眼多肉绽，治法亦同。若三症毒未成脓者，俱可用内服仙方活命饮：山甲钱半，草节钱半，防风七分，归尾一钱，陈皮七钱，银花二钱，乳香一钱，没药一钱，花粉一钱，贝母七分，白芷梢七钱。头剂用生军二钱，酒煎服，二剂则去大黄。或"神效瓜蒌散"及"连翘金贝散"等，亦可痊愈。

神效瓜蒌散及连翘金贝散见上。

金蚣丸

金头蜈蚣十五条去头足微炒，全蝎二十个去头足米泔水洗　山甲二十片土炒成珠　僵蚕二十条炒去丝　朱砂二钱　明雄二钱　川军三钱

共研细末，黄酒、曲糊为丸，如绿豆大，朱砂、雄黄为衣。

每服三十至五十粒，空心温黄酒送服，老弱量服，汗出即愈，未成者消，已成脓者，次日即溃，已溃者忌服。如系痰核瘰，可兼服中九丸五至十粒以辅助之。

又如患者体质柔弱，消化不良，服中九丸后腹痛作泻者，可兼服此丸，即可减退其副作用。

中九丸

锅烈一钱，金丹一钱　银翠三钱，若脓寒加石青五分

共研细末，用面糊趁热合药为丸，如凤仙子大备用。

每服一分，病重者，可由二分加至三分，用温酒或温开水送服，服至毒消尽时为止，忌食萝卜。如系阴证，可加石青一钱，余证不用；畏寒者，可加百草霜五钱。

疔疮忌服，小孩量减。服丸之后，间有发现头晕者，不必畏惧，过一时即消失矣。

《外科医镜》

阳和汤

许真君治一切阴疽、发背、对口、流注、痰核、瘰疬、失荣、乳岩、横痃、附骨、石疽等证，此第一神方也。

怀熟地一两，鹿角胶三钱，白芥子二钱，生甘草一钱（本方无此味），俗加之上桂一钱，炮姜五分，净麻黄五分，酒水各半煎，去滓用鹿角胶化溶，和桂冲服。或随量再饮酒数杯，谨戒房事，服至病愈为止。无论冬夏皆宜，不可妄行增减。若体虚极者，肉桂、炮姜可加一二倍用，或加附子更妙。按疡科别录所载阴疽诸方，皆不及此。

阳和化岩汤

新方治妇人乳岩，破则不治。

鹿角胶五钱（消岩圣药）　土贝三钱　白芥子二钱　甘草一钱（生）　上桂一钱　炮姜

85

炭五分　麻黄三钱　胡桃肉三个

酒水煎服。

《华佗妇科神方》

华佗治乳岩神方

本病初起时，用鲜蒲公英连根叶捣汁，酒冲服，随饮葱汤，覆被卧令取汗当愈。如已溃烂，宜用蜂房、雄鼠矢、川楝子各等分瓦存性，为末擦之。内用：大瓜蒌多子者佳一枚，当归五钱，甘草四钱，没药三钱，乳香一钱，以陈酒二碗煎八分，温服。或去当归加皂角刺一两六钱，效尤速；将愈，加参芎术，以培其元。

《本草简要方》

治瘰痰核，乳岩日久坚核不消，惟马刀根大面小，及失荣等证忌用。附红玉膏：

乳香、没药均另研各二两　蓖麻子仁四百粒　木鳖子去壳，二两四钱　当归四两　血余五钱　儿茶　血竭　白蜡　黄蜡各一钱　柳枝嫩者，打碎一两　黄丹飞，四两　麻油八两　芸香白嫩者，一斤四两

先将麻油同柳枝当归血余熬数滚，绞去滓，将油同芸香蓖麻木鳖熬熟绞去滓，入黄白蜡将成膏，入黄丹，离火下乳没儿竭末，搅匀成膏，每用少许贴患处，治痈疽瘰疬乳痈。

土贝母，一名大贝母，亦产四明。主治消肿逐瘀，化脓，祛风湿，除痰，疗乳岩、乳痈、疔肿、瘰疬、恶疮、蛇咬。土贝母饮：天花粉、乳香（去油）、没药、白芷、归尾、土贝母、赤芍、独活、川芎各一钱，甘草节、陈皮各八分，穿山甲三片，皂角刺一钱五分，银花二钱五分，防风一钱二分，好酒煎服。

治乳痈初起，外以白芷梢、土贝母、天花粉各三钱，乳香（去油）一钱五分，研末酒调涂。

又方，大贝母、核桃隔、银花、连翘各三钱，酒水煎服，治乳岩已破。

又方，土贝母八两，牛皮胶四两（敲碎，牡蛎粉炒成珠）研末，水泛丸绿豆大，每早晚用紫背天葵根三钱或海藻昆布各一钱，煎汤下三钱，治瘰疬，不论已破未破，如未破外用土贝母研末，陈米醋调搽，数日即消。

《验家秘方》

消核膏

专治瘰疬、乳岩，以此摊贴，外治内消，极著神效。

制甘遂二两　红芽大戟二两　白芥子八钱　生南星一两半　麻黄四钱　姜制夏一两半　僵蚕一两半　藤黄一两半　朴硝一两半

上用麻油一斤，先投甘遂、南星、半夏，熬枯捞出，次下僵蚕，三下大戟、麻

黄，四下白芥子、藤黄，逐次熬枯先后捞出，六下朴硝，熬至不爆用绢将油滤净。再下锅熬滚，徐徐投入炒透黄丹随熬随搅，丹之多少以老为度。膏成入水扯拔数十次。以去火毒，即可摊贴，宜厚勿薄。此膏妙在不用毒烈之药，虽好肉贴之无损。

大枣丸

治瘰疬烂见筋膜者服之神效。

山羊粪，炒存性，遇久烂不堪将见内腑者，以大枣去皮核，先捣烂如泥，而后酌量入山羊粪灰捣至成丸，每服四钱以黑枣汤送下。

山莲散

治手疽瘰疬要药，诸疮毒溃烂不堪，内腑止隔膜者，撒上立见奇功。

山羊粪二两　大活鲫鱼一尾　麝香一钱

上将鲫鱼破腹去杂以山羊粪实鱼腹，瓦上漫火炙干存性，研末加入麝香再研收储勿泄气，遇瘰疬破烂不堪者，以此掺入，外用阳和解凝膏盖之。

第六章 乳腺癌的用药特色

乳腺癌作为威胁女性健康的重要疾病之一，中西医都较为重视，西医的治疗无论手术还是放化疗等，均类似于中医的攻邪手段，攻逐邪气太过则易产生正气不足等问题。中医药物治疗上则以扶正祛邪并用为特色，同时重视理气解郁，缓解病人心理压力。

扶正与祛邪相结合

中医认为在本病的发生发展过程中，正邪双方的斗争决定着病程的进展、预后和转归。因此，在治疗上既要扶助正气，又要注意消除致病因素，扶正和祛邪要贯穿治疗的始终。应根据患者所处的不同病程阶段，权衡扶正和祛邪的轻重。在乳腺癌的早期，疾病以邪实为主，正气尚耐攻伐，应以祛邪为主；中期癌毒结聚已甚，传入较深，正气耗伤较大，应攻补兼施；晚期正气虚损较突出，应扶正为主，兼以祛邪。乳岩术后的患者，经过综合治疗后，大多正气虚弱，出现气血阴阳的失衡，冲任二脉的失调。

重视理气解郁法的应用

情志抑郁为乳腺癌致病的一个重要因素。乳腺癌以及其他乳房肿块的患者，在其肿块形成或被发现之前，往往有一个相当时期的情志抑郁过程。从临床表现来看，肝气郁结之象往往显而易见，早期患者尤其明显。由于长期肝气郁结不舒，在肝经循行之处，肿块渐成，故临床可见乳房肿块，质硬不痛，表面凹凸不平，边缘界限不清，推之不动，局部皮肤收缩凹陷，表现为"橘皮样改变"，并伴有胸闷不适，精神抑郁，胃纳不佳，脉弦细或细涩等一派气郁之象。根据"审因论治"的原则，理气解郁应贯穿本病治疗的全程。在诊治中，还要注重调节患者的情绪。患者发病后精神负担较重，部分患者恐癌心理较强，整日沉湎于来日苦短的紧张情绪中。这些情绪的异常变化，也会造成忧思伤脾，惊恐伤肾，脾肾虚弱失调则机体免疫功能低下。"情志可致病也可愈病"，对待病人关注的痛苦之处，要通过仔细的解释来解除患者的疑虑，心药并施，使患者充分信赖医生，主动配合积极治疗，往往收效明显。

在具体药物使用上，据《古代治疗乳腺癌的用药规律》一文统计自隋代至清代治疗乳腺癌相关方剂，共得方213首，总用药频度1780次，药物使用品种数78种、类别26个。其中出现频度为：扶正药物608次（补气药282次、补血药260次、补阴药 48 次、补阳药 18 次），占 34.1%；理气药 312 次，占 17.5%；活血化瘀药 218 次，占 12.2%；化痰药 186 次，占 10.4%；清热解毒药 182 次，占 10.2%；利水渗湿药 62 次，占 3.48%；其他药 212 次，占 11.9%。

治则使用频度排列。频次较高的有疏肝理气法 118 首，占 55.4%；健脾益肾法 82 首，占 38.5%；活血化瘀 95 首，占 44.5%；祛痰软坚法 90 首，占 42.3%；清热解毒法 72 首，占 33.8%。

按用药类别分列各类药出现频次前 5 名。舒肝理气药：柴胡 46 次，香附 32 次，熟地 32 次，青皮 32 次，乌药 12 次。活血化瘀药：川芎 40 次，丹皮 24 次，泽兰 18 次，乳香、没药 18 次，穿山甲 10 次；祛痰软坚药：贝母 44 次，海藻 38 次，瓜蒌 38 次，夏枯草 26 次；清热解毒药：蒲公英 34 次，连翘 30 次，金银花 20 次，天花粉 14 次，漏芦 12 次；益气养血药：当归 120 次，甘草 100 次，白芍 72 次，白术 44 次，人参 40 次。

按用药频次排在前 20 名的药物是：当归 120 次，甘草 100 次，白芍 72 次，茯苓 48 次，柴胡 46 次，白术 44 次，贝母 44 次，人参 40 次，川芎 40 次，陈皮 40 次，海藻 38 次，熟地 32 次，香附 32 次，黄芪 32 次，青皮 32 次，夏枯草 26 次，生地 22 次，乳香、没药 18 次。

现就具体药物进行论述。

柴胡，为伞形科植物柴胡或狭叶柴胡的干燥根，春、秋二季采挖，除去茎叶及泥沙，干燥。别名地熏、山菜、菇草、柴草，性味苦、微寒，归肝、胆经，有和解表里、疏肝升阳之功效。用于感冒发热、寒热往来、疟疾、肝郁气滞、胸肋胀痛、脱肛、子宫脱垂、月经不调，是最常用的疏肝解郁药物。汪昂阐述其药理曰："主阳气下陷，能引清气上行，而平少阳、厥阴之邪热（肝、胆、心包、三焦相火。时珍曰：行少阳，黄芩为佐；行厥阴，黄连为佐），宣畅气血，散结调经（昂按：人第知柴胡能发表，而不知柴胡最能和里。故劳药、血药，往往用之。补中益气汤，逍遥散，皆用柴胡，取其和中，皆非解表）。为足少阳（胆）表药（胆为清净之府，无出无入，其经在半表半里，法当和解，小柴胡汤之属是也。若病在太阳，服之太早，则引贼入门；若病入阴经，复服柴胡，则重虚其表。最宜详慎）。"

香附，为莎草科植物莎草的干燥根茎，秋季采挖，燎去毛须，置沸水中略煮或蒸透后晒干，或燎后直接晒干。辛、微苦、微甘，平，具有疏肝解郁、理气宽中、调经止痛的功效，可用于肝郁气滞，胸胁胀痛，疝气疼痛，乳房胀痛，脾胃气滞，脘腹痞闷，胀满疼痛，月经不调，经闭痛经等症状。《本草求真》论述曰："入肝开郁散滞活血通经……辛苦香燥，据书备极赞赏，能入肝胆二经开郁（郁有痰郁火郁气郁血郁湿郁食郁）散滞，活血通经，兼行诸经气分，张子和谓圣人啬气，如持至宝，庸人役物，反伤太和。又曰，气本一也，因有所触而怒喜悲恐寒热惊思劳九气于焉而分，盖怒则气上，喜则气缓，恐则气下，寒则气收，热则气泄，惊则气乱，思则气结，劳则气耗，此九气之至也，须分虚实以治。凡霍乱吐逆，泄泻崩漏，经候须详病证用药，如将行而痛者，属气之滞属实，行后而痛者，属气与血俱虚，痛而喜按者属虚，痛而拒按者属实，痛而喜按血淡者属虚，痛而拒按色紫者属实，大抵崩漏多因气虚血热而成，故须凉血补气为要。"

生地黄，别名：地黄、生地、地髓、原生地、干地黄、芐、芑、牛奶子、婆婆奶，玄参科、地黄属植物地黄的块根，多年生直立草本。甘苦，凉，具有清热生津滋阴、养血活血之功效。用于治阴虚发热，消渴，吐血，衄血，血崩，月经不调，胎动不安，阴伤便秘等症，也可用于治疗温热病热入营血，身热口干、舌绛或红。陈士铎论其药性为："味苦甘，气寒，沉也，阴也，入手少阴及手太阴。凉头面之火，清肺肝之热，亦君药也。其功专于凉血止血，又善疗金疮，安胎气，通经，止漏崩，俱有神功。但性寒，脾胃冷者不宜多用。夫生地既善凉血，热血妄行，或吐血，或衄血，或下血，宜用之为君，而加入荆芥以归其经，加入三七根末以止其路，又何热之不除而血之不止哉。然而此味可多用而不可频用，可暂用而不可久用也。当血之来也，其势甚急，不得已重用生地，以凉血而止血。若血一止，即宜改用温补之剂，不当仍以生地再进也。今人不知其故，惊生地止血之神，视为灵丹妙药，日日煎服，久则脾胃太凉，必至泄泻，元气困顿，而血又重来。不悟生地用多，反疑生地用少，仍然更进，且有增其分两，至死而不悟者，亦可悲也夫。"

熟地黄，生地黄熏蒸至黑润，为熟地黄，该品为不规则块状，大小不一，内外均是漆黑色，有光泽，外表面皱缩不平。断面滋润，中心部可见光亮的油脂状块，黏性大，质柔软，气微，味甜。经过九蒸九晒，以块根肥大、软润、内外乌黑有光泽者为佳。甘，微温，具有补血滋阴、益精填髓之功效。主治肝肾阴虚，腰膝酸软，骨蒸潮热，盗汗遗精，内热消渴，血虚萎黄，心悸怔忡，月经不调，崩漏下血，眩晕耳鸣，须发早白等症。陈士铎之曰："熟地，味甘，性温，沉也，阴中之阳，无毒。入肝肾二经。生血益精，长骨中脑中之髓。真阴之气非此不生，虚火之焰非此不降。洵夺命之神品，延龄之妙味也。世人以其腻滞，弃而不用，亦未知其功效耳。夫肾有补而无泻，是肾必宜补矣。然而补肾之药，正苦无多。山茱萸、牛膝、杜仲、北五味之外，舍熟地又用何药哉。况山茱萸、牛膝不可为君，而杜仲又性过于温，可以补肾火之衰，而不可补肾水之乏。此熟地之必宜用也。熟地系君药，可由一两以用至八两。盖补阴之药与补阳之药，用之实有不同。补阳之药，可少用以奏功，而补阴之药，必多用以取效。以阳主升而阴主降。阳升，少用阳药而气易上腾。阴降，少用阴药而味难下达。熟地至阴之药，尤与他阴药有殊，非多用之，奚以取胜。或谓熟地至阴之药，但其性甚滞，多用之而腻膈生痰，万一助痰以生喘，亦甚可危也，此正不知熟地之功力也。自神农尝草之后，将此味失谈，遂使后世不知其故。虽历代名医多有发明，而亦未尝言其秘奥。"

川芎，为伞形科藁本属植物川芎的根茎，辛，温，具有活血行气、祛风止痛之功效。辛温香窜，走而不守，能上行头巅、下达血海、外彻皮毛、旁通四肢，为血中之气药，故有活血行气、散风止痛等作用，为治头痛良药，不论风寒、风热、气虚、血瘀头痛，只要配伍适当，均可应用。又为妇科常用药，用于治疗风冷头痛眩晕，胁痛腹疼，寒痹筋挛，经闭，难产，产后瘀阻块痛，痈疽疮疡。用于月经不调，经闭痛经，瘕腹痛，胸胁刺痛，跌仆肿痛，头痛，风湿痹痛。《本草求真》论述其药性为："辛温升浮，为肝胆心包血分中气药，故凡肝因风郁，而见腹痛胁痛血痢寒痹筋挛目泪，及痈疽一切等症，治皆能痊（痛从六腑生，疽自五脏成，皆属血气阻滞所致），缘人一身血气周流，无有阻滞，则百病不生，若使寒湿内搏，则血滞而不行，（为不及，其毒为阴）热湿内搏，则血急而妄沸（为太过，其毒为阳），气郁于血，则当行气以散血，血郁于气，则当活血以通气，行气必用芎归，以血得归则补，而血可活，且血之气，又更得芎而助也，况川芎上行头目（元素曰，川芎其用有四，为少阳引经，一也，诸经头痛，二也，助清阳之气，三也，去湿气在头，四也），下行血海，其辛最能散邪，血因风郁，得芎入而血自活，血活而风自灭，又何有毒有瘀有痛有郁，而致病变多端哉？是以四物用之以散肝经之风，头痛必用以除其郁，杲曰，头痛必用川芎，如不愈，加各引经药，太阳羌活，阳明白芷，少阳柴胡，太阴苍术，厥阴吴茱萸，少阴细辛是也。"

牡丹皮，为毛茛科植物牡丹干燥根皮，苦、辛，微寒，归心、肝、肾经，具有清热凉血、活血化瘀、退虚热等功效。主治热入营血，温毒发斑，吐血衄血，夜热早凉，无汗骨蒸，经闭痛经，跌仆伤痛，痈肿疮毒。《本经逢原》论述曰："牡丹皮入手足少阴厥阴，治血中伏火，故相火胜肾，无汗骨蒸为专药。《本经》主寒热、中风、惊痫等证，以其味辛气窜，能开发陷伏之邪外散。惟自汗多者勿用，为能走泄津液也。痘疹初起勿用，为其性专散血，不无根脚散阔之虑。王安道云：志不足者，足少阴病也。故仲景肾气凡用之。后人惟知黄治相火，不知丹皮之功更胜也。又癥坚瘀血留舍肠胃五脏，及阴虚吐血衄血必用之药，以能行瘀血而又能安好血，有破积生新、引血归经之功，故犀角地黄汤用之。凡妇人血崩及经行过期不净，属虚寒者禁用。又赤者利血，白兼补气，亦如赤、白芍药之义，诸家言其性寒，安有辛香而寒者乎。"

穿山甲，为穿山甲的鳞片，味咸性微寒，本品性善走窜，内达脏腑，外通经络，故既可活血消癥，通经下乳，又可消肿排脓。主治痈疽，疮疡肿毒，风寒湿痹，瘀血闭经，症瘕积聚，乳汁不通。《本草求真》曰："咸寒善窜，其性穴山而居，寓水而食，惟其善窜，所以通经达络，无处不到，且能入肝与胃，而治惊啼悲伤……外治疮疡痈肿，下乳发痘之需，谚云，穿山甲，王不留，妇人吃了乳长流，总因善走之功，而为行气破血之药耳。"

贝母，为多年生草本植物，其鳞茎供药用，因其形状得名，《本草经集注》说"形似聚贝子"，故名贝母，别名：勤母、苦菜、苦花、空草，药实，常用药有浙贝母、川贝母两类。浙贝母首见于《轩岐救正论》，《本草纲目》以前历代本草皆统称为贝母，川、浙二贝之性味功效基本相同，川贝苦、甘，微寒，归肺、心经，偏润肺化痰；浙贝味苦性寒，归肺心经，有清热化痰，散结消痈之功。《神农本草经》曰："主伤寒烦热，淋沥邪气，疝瘕，喉痹，乳难，金疮，风痉。"故常用于乳腺癌种类以浙贝为主。陈士铎论述曰："消热痰最利，止久嗽宜用，心中逆气多愁郁者可解，并治伤寒结胸之证，疗人面疮能效。难产与胞衣不下，调服于人参汤中最神。黄疸赤眼，消渴除烦，喉痹，疝瘕，皆可佐使，但少用足以成功，多用或以取败。宜于阴虚火盛，不宜于阳旺湿痰。世人不知贝母与半夏，性各不同，惧半夏之毒，每改用贝母。不知贝母消热痰，而不能消寒痰，半夏消寒痰，而不能消热痰也。故贝母逢寒痰，则愈增其寒；半夏逢热痰，则大添其热。"

瓜蒌，别名：栝楼、糖瓜蒌、蒌瓜。为葫芦科植物瓜蒌的果实，苦，寒，具有清热涤痰、宽胸散结、润燥滑肠之功效。用于肺热咳嗽，痰浊黄稠，胸痹心痛，结胸痞满，乳痈，肺痈，肠痈肿痛，大便秘结等症状。陈士铎论曰："最能下气涤秽，尤消郁开胃，能治伤寒结胸，祛痰，又解渴生津，下乳。但切戒轻用，必积秽滞气结在胸上，而不肯下者，始可用之以荡涤，否则，万万不可孟浪。盖瓜蒌实最消人之真气，伤寒结胸，乃不得已用之也。苟无结胸之证，何可轻用，至于消痰、解渴、下乳，只可少少用之，亦戒不可重任。他本言其能治虚怯劳嗽，此杀人语，断不可信，总惑于补肺之说也。夫瓜蒌乃攻坚之药，非补虚之品。"

天花粉，为葫芦科植物栝楼或双边栝楼的干燥根，甘、微苦，微寒，具有清热泻火、生津止渴、排脓消肿之功效。主治治热病口渴、消渴、黄疸、肺燥咳血、痈肿、痔瘘。《本草求真》论之曰："味酸而甘微苦，微寒，亦同栝蒌能降膈上热痰，兼因味酸，又能生津止渴，故凡口燥唇干，肿毒痈乳痔漏，时热狂燥便数等证，服之立能解除（时珍曰：瓜蒌味甘微苦酸，其茎叶味酸，酸能生津，感召之理，故能止渴润枯，微苦降火，甘不伤胃，昔人言其苦寒，似未深察），但此较之瓜蒌，其性稍平，不似蒌性急迫，而有推墙倒壁之功也，至经有言安中绝续，似非正说，不过云其热除自安之意，痰色清稀者忌服，澄粉食，大宜水衰有热人。"

山慈姑，为兰科植物杜鹃兰、独蒜兰或云南独蒜兰的干燥假鳞茎，味甘、微辛，性凉，具有清热解毒、消痈散结等功效，常用于痈肿疔毒，瘰疬痰核，蛇虫咬伤，癥瘕痞块。出自于《本草拾遗》，《本草拾遗》曰："疗痈肿疮瘘，瘰疬结核等，醋磨敷之。"陈士铎谓之曰："消痈疽、无名疔毒，散隐疹、恶疮，蛇虫啮伤，治之并效。此物玉枢丹中为君，可治怪病。大约怪病多起于痰，山慈姑正消痰之圣药，治痰而怪病自可除也。或疑山慈姑非消痰之药，乃散毒之药也。不知毒之未成者为痰，而痰之已结者为毒，是痰与毒，正未可二视之也。"

夏枯草，为唇形科植物夏枯草的干燥果穗，辛、苦，寒，具有清肝泻火、明目、散结消肿之功效。用于目赤肿痛，目珠夜痛，头痛眩晕，瘰疬，瘿瘤，乳痈，乳癖，乳房胀痛等证。陈士铎称赞曰："专散痰核鼠疮，尤通心气，头目之火可祛，胸膈之痞可降。世人弃而不收，谁知为药笼中必需之物乎。夫肺气为邪所壅，则清肃之令不行，而痰即结于胸膈之间而不得散。倘早用夏枯草，同二陈汤煎服，何至痰核之生。心火炎上，则头目肿痛，而痰即结于胸膈而成痞。早用夏枯草，入于芩、连、天花粉之内，何至头痛目肿乎。盖夏枯草直入心经，以通其气，而芩、连、花粉之类，得以解炎上之火也。尤妙心火一平，引火下生脾土，则脾气健旺，而痰更消亡，鼠疮从何而生乎，《本草》只言其破癥坚、消寒热、祛湿痹，尚未深知夏枯草也。"

蒲公英，别名黄花地丁、婆婆丁、华花郎等，菊科多年生草本植物，苦甘，寒，具有清热解毒、利尿、消肿散结之功效。可用于治疗急性乳腺炎，淋巴腺炎，瘰疬，疔毒疮肿，急性结膜炎，感冒发热，急性扁桃体炎，急性支气管炎，胃炎，肝炎，胆囊炎，尿路感染。《本草求真》曰："消胃热凉肝血疗乳痈乳岩……能入阳明胃厥阴肝解热，故乳痈乳岩为首重焉。且能通淋（淋证多属热结，用此可以通解），擦牙染须涂刺（茎断有白汁，凡螳螂诸虫游诸物上，必遗精汁，干久则有毒，人手触之成疾，名狐尿刺，惨痛不眠，百疗难效，取汁浓涂即愈，千金方极言其功），及解食毒疗毒，缘乳头属肝，乳房属胃，乳痈乳岩，多因热盛血滞，用此直入二经，外敷散肿臻效同忍冬煎入少酒服，捣敷亦良，内消须同夏枯、贝母、连翘、白芷等药同治，况此属土，花黄，故于食滞可解，毒气可散，又能入肾，故于须发可染。"

青皮，为芸香科植物橘及其栽培变种的干燥幼果或未成熟果实的果皮，味苦、辛，性温，有疏肝破气、消积化滞的功效。用于胸胁胀痛，疝气疼痛，乳癖，乳痈，食积气滞，脘腹胀痛等证。《本草从新》曰："泻肝破气，散积。辛苦而温，色青气烈，入肝胆气分，疏肝泻肺（凡泻气药皆泻肺），引诸药至厥阴之分（柴胡疏上焦肝气，青皮平下焦肝气），下饮食，入太阴之仓，破滞削坚，消痰散痞，治肝气郁积，胁痛多怒，久疟结癖（入肝散邪，入脾除痰，故清脾饮以之为君），胸膈气逆，疝痛乳肿（丹溪曰：乳房属阳明，乳头属厥阴，乳母或因忿怒郁闷，浓味酿积，致厥阴之气不行，故窍不得出，阳明之血腾沸，故热甚而化脓，或因其子有滞痰膈热，含乳而睡，嘘气致生结核者，初起便须忍痛揉软，吮令汁透，自可消散。治法，俱宜以青皮疏肝滞为主，再加石膏清胃热，瓜蒌消肿，甘草节解毒，余如没药、橘叶、金银花、蒲公英、皂角刺、当归，皆可随宜用之，少佐以酒，久则凹陷，名乳岩，不可治矣），最能发汗（皮能达皮，辛善发散），气虚及有汗者忌用。"

陈皮，为芸香科植物橘及其栽培变种的干燥成熟果皮，苦、辛，性温，具有理气健脾、燥湿化痰之功效。用于脘腹胀满，食少吐泻，咳嗽痰多等证。《本草经疏》曰："橘皮，花开于夏，实成于秋，得火气少金气多，故味辛苦、气温、无毒。味薄气浓，降多升少，阳中之阴也。入手足太阴、足阳明经。其主胸中瘕热逆气，气冲胸中呕咳者，以肺主气，气常则顺，气变则逆，逆则热聚于胸中而成瘕，瘕者假也，假物象形，如痞满郁闷之类也，辛散苦泄温能通行，则气利而瘕热，诸症消矣。

脾为运动磨物之脏，气滞则不能消化水谷，为吐逆霍乱泻泄等症，苦温能燥脾家之湿，使滞气运行，霍乱诸症自平矣。肺为运之上源，肺得所养，津液贯输，气化运动，故膀胱留热停水，五淋皆通也。去臭下气及寸白虫，辛能散邪苦能杀虫也。橘核味苦温而下气，所以入肾与膀胱，除因寒所生之病，凡腰痛肾冷膀胱气疝，诸方中必用之药。橘叶能散阳明厥阴经滞气，故妇人妒乳，内外吹，乳岩乳痈用之皆效。一方治妇人乳痈，未成者，即散，已成者即溃，痛极者不痛，神验。用真橘皮汤浸去白面，炒微黄为末，每服二钱属香油下，初发一服即效，总皆散结之功也。"

海藻，为马尾藻科植物海蒿子或羊栖菜的干燥藻体，苦、咸，性寒，具有消痰软坚散结、利水消肿之功效。常用于瘿瘤，瘰疬、睾丸肿痛，痰饮水肿。《本草求真》曰："泄热散结软坚……能治项颈一切瘰疬、瘿瘤、疝瘕（腹痛曰疝，丸痛曰瘕），及痰饮、脚气、水肿等症，其故奚似，盖缘苦能泄结，寒能除热，咸能软坚，海藻气味俱备，与甘草本属不合，凡其水因热成，而致隧道闭塞，小便不通，硬结不解者，用此坚软结泄，邪退热解，使热尽从小便而出，而病自无不愈也（丹溪治瘿气初起，用海藻一两，黄连二两，为末，时时舐咽，先断一切浓味）。至有病非实结，最不宜用，非独海藻为然，即凡海中诸药，无不如是，海带有似海藻而粗，柔韧而长，主治无异，昆布亦同海藻海带，俱性带滑且雄，凡瘿坚如石者，非此不除，且其下气最速，久服多令人瘦，至云海岛人常食，以其水土不同故耳，皆反甘草，略洗去咸水用（偏有同甘草以治瘰疬，盖激之以溃其至耳）。"

连翘，为木樨科连翘属植物连翘的果实。秋季果实初熟略带绿色时采收，蒸熟，晒干，习称"青翘"；果实熟时采收，晒干，习称"老翘"。苦，凉，具有清热解毒、消肿散结之功效。可用于治温热，丹毒，斑疹，痈疡肿毒，瘰疬，小便淋闭等症。《本经逢原》曰："连翘轻清而浮，本手少阴、厥阴气分药。泻心经客热，破血结，散气聚，消肿毒，利小便。诸痛痒疮，皆属心火。连翘泻心为疮家之圣药，十二经疮药中不可无此，乃结者散之之义。《本经》专主寒热鼠瘘，瘰疬瘿瘤、结热等病，皆由足少阳胆经气郁而成，此药正清胆经郁热。痈疽恶疮，无非营卫壅遏，得清凉以散之。蛊毒所结，得辛香以解之。然苦寒之性仅可以治热肿，故痈疽溃后脓清色淡及胃弱食少者禁用。根寒降，专下热气，治湿热发黄，湿热去而面悦好，眼目明矣。"

金银花，为忍冬科忍冬属植物忍冬、华南忍冬、菰腺忍冬、黄褐毛忍冬的花蕾，性甘、寒，具有清热解毒、疏散风热之功效。主治外感风热或温病发热，中暑，热毒血痢，痈肿疔疮，喉痹，多种感染性疾病。陈士铎曰："入心、脾、肺、肝、肾五脏，无经不入。消毒之神品也。未成毒则散，已成毒则消，将死者可生，已坏者可转。故痈疽发背，必以此药为夺命之丹。但其味纯良，性又补阴，虽善消毒，而功用甚缓，必须大用之（〔批〕金银花消毒神效，必宜多用，诚千古定论）。如发背痈，用至七八两，加入甘草五钱，当归二两，一剂煎饮，未有不立时消散者。其余身上、头上、足上各毒，减一半投之，无不神效。近人治痈毒，亦多识用金银花，然断不敢用到半斤，殊不知背痈之毒，外虽小而内实大，非用此重剂，则毒不易消。且金银花少用则力单，多用则力浓，尤妙在补先于攻，消毒而不耗气血，败毒之药，未有过于金银花者也。故毋论初起之时与出脓之后，或变生不测，无可再救之顷，皆以前方投之，断无不起死回生者也。正勿惊讶其药剂之重，妄生疑畏也。或嫌金银花太多，难于煎药，不妨先取水十余碗，煎取金银花之汁，再煎当归、甘草，则尤为得法。至于鬼击作痛，又治之小者。止痢除温，益寿延龄，则不可为训矣。"

当归，为伞形科植物当归的干燥根，味甘、辛，性温，具有补血活血、调经止痛、润肠通便之功效。常用于血虚萎黄，眩晕心悸，月经不调，经闭痛经，虚寒腹痛，风湿痹痛，跌扑损伤，痈疽疮疡，肠燥便秘等症。汪昂谓之曰："甘温和血，辛温散内，苦温助心、散寒（诸血属心，凡通脉者，必先补心，当归苦温助心）。入心、肝、脾（心生血，肝藏血，脾统血），为血中之气药。治虚劳寒热，咳逆上气（血和则气降），温疟（厥阴肝邪），澼痢（便血曰澼），头痛腰痛，心腹诸痛（散寒和气），风痉无汗（痉音擎上声。身强项直，角弓反张曰痉。无汗为刚痉，有汗为柔痉。当归辛散风，温和血。产后亦有发痉者，以脱血无以养筋也，宜十全大补汤），痿痹癥瘕（筋骨缓纵，足不任地曰痿；风寒湿客于肌肉、血脉曰痹；血凝气聚，按之坚硬曰癥；虽坚硬而聚散无常曰瘕，尚未至症也），痈疽疮疡，冲脉为病，气逆里急，带脉为病，腹痛腰溶溶如坐水中（冲脉起于肾下，出于气街，挟脐上行，至胸中，上颃颡，渗诸阳，灌诸经，下行入足，渗三阴，灌诸络，为十二经脉之海，主血。带脉横围于腰如束带，总约诸脉），及妇人诸不足，一切血证，阴虚而阳无所附者。"

白芍，为毛茛科植物芍药的干燥根，苦、酸，性微寒，具有养血调经、敛阴止汗、柔肝止痛、平抑肝阳之功效。常用于血虚萎黄，月经不调，自汗，盗汗，胁痛，腹痛，四肢挛痛，头痛眩晕。陈士铎赞之曰："能泻能散，能补能收，赤白相，无分彼此。其功全在平肝，肝平则不克脾胃，而脏腑各安，大小便自利，火热自散，郁气自除，痈肿自消，坚积自化，泻痢自去，痢痛自安矣。盖善用之，无往不宜，不善用之，亦无大害。无如世人畏用，恐其过于酸收，引邪入内也。此不求芍药之功，惟求芍药之过。所以，黄农之学，不彰于天下，而夭札之病，世世难免也，予不得不出而辨之。夫人死于疾病者，色欲居其半，气郁居其半。纵色欲者，肝经之血必亏，血亏则木无血养，木必生火，以克脾胃之土矣。脾胃一伤，则肺金受刑，何能制肝。木寡于畏，而仍来克土，治法必须滋肝以平木。而滋肝平木之药，舍芍药之酸收，又何济乎。犯气郁者，其平日肾经之水，原未必大足以生肝木，一时又遇拂抑，则肝气必伤。夫肝属木，喜扬而不喜抑者也，今既怫抑而不舒，亦必下克于脾土，脾土求救于肺金，而肺金因肝木之旺，肾水正亏，欲顾子以生水，正不能去克肝以制木，而木气又因怫抑之来，更添恼怒，何日是坦怀之日乎。治法必须解肝木之忧郁，肝舒而脾胃自舒，脾胃舒，而各经皆舒也。舍芍药之酸，又何物可以舒肝乎（〔批〕宇宙有此妙文，真是雍熙世界，不愁生民夭札也）。是肝肾两伤，必有资于芍药，亦明矣。然而芍药少用之，往往难于奏效。盖肝木恶急，遽以酸收少济之，则肝木愈急，而木旺者不能平，肝郁者不能解。必用至五六钱，或八钱，或一两，大滋其肝中之血，始足以慰其心而快其意，而后虚者不虚，郁者不郁也。然则芍药之功用，如此神奇，而可以酸收置之乎。况芍药功用，又不止二者也，与当归并用，治痢甚效；与甘草并用，止痛实神；与栀子并用，胁痛可解；与蒺藜并用，目疾可明；且也与肉桂并用，则可以祛寒；与黄芩并用，则可以解热；与参、并用，则可以益气。与芎、归、熟地并用，则可以补血。用之补则补，用之泻则泻，用之散则散，用之收则收，要在人善用之，乌得以酸收二字而轻置之哉。"

郁金，为姜科植物温郁金、姜黄、广西莪术或蓬莪术的干燥块根，辛、苦、寒，具有活血止痛、行气解郁、清心凉血、利胆退黄之功效。可用于治疗胸胁刺痛，胸痹心痛，经闭痛经，乳房胀痛，热病神昏，癫痫发狂，血热吐衄，黄疸尿赤等症。陈士铎曰："入心、肺、肝三经，血家要药。又能开郁通滞气，故治郁需之，然而，终不可轻用也。因其气味寒凉，有损胃中生气，郁未必开，而胃气先弱，殊失养生之道矣。至于破血、禁血、止血，亦一时权宜之用，病去即已，而不可恃之为家常日用也。"

王不留行，为石竹科植物麦蓝菜的干燥成熟种子，苦，平，具有活血通经、下乳消肿、利尿通淋的功效。用于经闭，痛经，乳汁不下，乳痈肿痛，淋证涩痛等症。《本草述钩元》曰："入足厥阴经，治风毒，通血脉，除风痹内塞，止心烦，利小便，下乳汁，女子血经不匀及难产，疗痈疽恶疮，并金疮止血逐痛，能走血分，明冲任之药，俗有穿山甲，王不留，妇人服了乳长流之语，可以见其性矣。昔一妇患淋诸药不效，用剪金花十余叶，煎汤服之，病减八分，再服而愈，（濒湖）仲景治金疮王不留行散，贞元广利方，治诸风痉，有王不留行汤，皆最效。同漏芦、贝母、鲮鲤甲、青药、山慈姑、山豆根、瓜蒌根，治乳岩乳痈，同穿山甲、白芷、通草、猪蹄汁煮服，下乳，涌泉治乳少因气郁者，王不留行、穿山甲、炮龙骨、瞿麦、麦冬，等分为末，每服一钱，热酒调下后猪蹄羹，仍以木梳梳乳，日三次。疗肿初起，王不留行子为末，蟾酥丸黍米大，每酒下，汗出即愈，〔论〕王不留行禀土金火之气，故味苦甘平，平者辛也，其气应温，苦能泄，辛能散，甘殊更司小水故也。"

漏芦，别名：野兰、鬼油麻、狼头花，为菊科漏芦属多年生草本植物，味苦，性寒，具有清热解毒、消痈、下乳、舒筋通脉之功效。用于治疗乳痈肿痛，痈疽发背，瘰疬疮毒，乳汁不通，湿痹拘挛等症。《本经逢原》曰："漏芦苦寒解毒，乃足阳明经药。《本经》治热毒恶疮，下乳汁，以其能利窍也。为消毒、排脓、杀虫要药。古方治痈疽发背，以漏芦汤为首称。盖咸能软坚，寒能解毒。故服之必大便作泻，使邪从下而出也。昔人治婴儿疮毒，令母服此，使药性从乳中过之，每致乳子利下白沫，大损元气，故气虚及疮疡不起发者，咸非所宜，而妊妇尤为切禁。"

鹿角胶，以鹿角为原材料进行加工熬制而成，甘、微咸，温，具有温补肝肾、益精养血之功效。用于血虚头晕，腰膝酸冷，虚劳消瘦。《本经逢原》曰："鹿角生用则散热行血，消肿辟邪。熬胶则益阳补肾，强精活血，总不出通督脉补命门之用。但胶力稍缓，不能如茸之力峻耳。互参二条经旨乃知茸有交通阳维之功，胶有缘合冲任之用。然非助桂以通其阳，不能除寒热惊痫。非龟鹿二胶并用，不能达任而治羸瘦、腰痛。非辅当归、地黄，不能引入冲脉而治妇人血闭、胎漏。至若胶治伤中绝劳，即茸主漏下恶血也。胶之补中益气力，即茸之益气强志也。胶之轻身延年，即茸之生齿不老也。历考《别录》《外台》《千金》等方，散血解毒居多，非如近世专一温补为务，殊失圣贤一脉相传之义。鹿角霜治火不生土，脾胃虚寒，食少便溏，胃反呕逆之疾，取温中而不黏滞也，古方多制应用。今人每以煎过胶者代充，其胶既去服之何益。生角镑尖屑，消乳痈肿毒。灰行崩中积血，鹿骨安胎下气，作酒主内虚，续绝伤，补骨除风，《千金》鹿骨丹用之。"

肉桂，为樟科植物肉桂的干燥树皮，味辛、甘，性大热，有补火助阳、引火归元、散寒止痛、温通经脉的功效。用于阳痿宫冷，腰膝冷痛，肾虚作喘，虚阳上浮，眩晕目赤，心腹冷痛，虚寒吐泻，寒疝腹痛，痛经经闭。《本经逢原》曰："肉桂辛热下行入足太阴、少阴，通阴、督脉。气味俱浓，益火消阴，大补阳气，下焦火不足者宜之。其性下行导火之源，所谓肾苦燥，急食辛以润之。利肝肾，止腰腹寒痛，冷痰霍乱转筋。坚筋骨，通血脉。元素言，补下焦不足，沉寒痼冷之病，下部腹痛，非此不能止。时珍治寒痹风湿，阴盛失血，泻痢惊痫，皆取辛温散结之力也。古方治小儿惊痫及泄泻病，宜五苓散，以泻丙火，渗土湿。内有桂抑肝风而扶脾土，引利水药入膀胱也。赤眼肿痛，脾虚不能饮食，肝脉盛，脾脉弱。用凉药治肝则脾愈虚，用暖药助脾则肝愈盛。但于温脾药中倍加肉桂杀肝益脾，一治而两得之。同丁香治痘疮灰塌，以其能温托化脓也。又桂辛散能通子宫而破血调经，消癥瘕，破瘀堕胎，内脱阴疽，疮痈久不敛，及虚阳上乘面赤戴阳，吐血衄血，而脉瞥瞥虚大无力者，皆不可缺。有胎息虚寒下坠，服黄芩、白术辈安之不应。小腹愈痛愈坠，脉来弦细或浮革者，非参、芪、桂、附十全大补温之不效。昔人又以亡血虚家不可用桂，时珍以之治阴盛失血，非妙达阴阳之理不能知此，惟阴虚失血而脉弦细数者切忌。今人以之同锻石等分为末，掺黑膏上贴癖块效，亦取辛温散结之力，然惟藜藿之人皮肤粗浓者宜之。"

白芥子，别名辣菜子，为植物白芥的干燥成熟种子，味辛，温，具有温肺、豁痰、利气、散结、通络、止痛之功效。用于寒痰喘咳，胸胁胀痛，痰滞经络，关节麻木、疼痛，痰湿流注，阴疽肿毒。陈士铎赞之曰："入肝、脾、肺、胃、心与胞络之经。能去冷气，安五脏，逐膜膈之痰，辟鬼祟之气，消癖化疟，降息定喘，利窍明目，逐瘀止疼，俱能奏效。能消能降，能补能升，助诸补药，尤善收功。近人不知用白芥以化痰，而频用半夏、南星以耗气，所不解也。白芥子善化痰涎，皮里膜外之痰无不消去，实胜于半夏、南星。半夏性燥而烁阴，南星味重而损胃。独白芥子消化痰涎，又不耗损肺、胃、肝、心之气，入于气分而实宜，即用于血分而亦当者也。"

川楝子，为楝科植物川楝的干燥成熟果实，苦，寒，具有疏肝泄热、行气止痛、杀虫之功效。用于肝郁化火，胸胁、脘腹胀痛，疝气疼痛，虫积腹痛。《本经逢原》论述其药性曰："川楝苦寒性降，能导湿热下走渗道；人但知其有治疝之功，而不知其荡热止痛之用。《本经》主温病烦狂，取以引火毒下泄，而烦乱自除。其温病之下，又续出伤寒二字，以温病原从冬时伏邪，至春随阳气而发，故宜苦寒以降泄之。其杀三虫、利水道，总取以苦化热之义。古方金铃子散治心包火郁作痛，即妇人产后血结心疼亦宜用之，以金铃子能降火逆。延胡索能散结血，功胜失笑散，而无腥秽伤中之患。昔人以川楝为疝气腹痛、杀虫利水专药，然多有用之不效者，不知川楝所主乃囊肿茎强木痛湿热之疝，非痛引入腹厥逆呕涩之寒疝所宜。此言虽迥出前辈，然犹未达至治之奥。夫疝瘕皆由寒束热邪每多掣引作痛，必需川楝之苦寒兼茴香之辛热，以解错综之邪。更须察其痛之从下而上引者，随手辄应。设痛之从上而下注者，法当辛温散结，苦寒良非所宜。诸痛皆尔，不独疝瘕为然。近有一人牙宣出血不止，诸治罔效，或令以楝实研细，绵裹塞齿龈即止。详血从内出外治，何能即应？因以少许置舌上，其苦直透诸龈，况有罅漏，安得不渗入于经也。苦楝根治蛊毒，煎汤服之即时吐出。又能杀虫治疟。其花烧烟辟蚊虫，亦《本经》杀虫之验。"

土楝子，是苏浙就地出产的一种楝的果实，微苦，寒。《得配本草》曰："泄阳明、厥阴之邪热。专主中焦乳病。配鼠粪、露蜂房，治已溃之乳岩。配红枣，煮汁常饮，治未溃之乳岩。"

白蒺藜，为蒺藜科一年生或多年生草本植物蒺藜的成熟果实，苦、辛，平，微凉，具有平肝解郁、祛风明目之功效。用于肝阳眩晕头痛，肝郁胁痛，风热头痛，目赤肿痛，皮肤瘙痒等症。《景岳全书》曰："能破癥瘕结聚，止遗溺泄精，疗肺痿肺痈，翳膜目赤，除喉痹癣疥痔瘰癧风，通身湿烂恶疮，乳岩带下俱宜，催生止烦亦用，凉血养血，亦善补阴。用补宜炒热去刺，用凉宜连刺生捣，祛风解毒，白者最良。"

人参，为五加科植物人参的根茎，味甘、微苦，性温、平，具有大补元气、复脉固脱、补脾益肺、生津、安神之功效。主治体虚欲脱，肢冷脉微，脾虚食少，肺虚喘咳，津伤口渴，内热消渴，久病虚羸，惊悸失眠，阳痿宫冷；心力衰竭，心源性休克。用于气短喘促，心悸健忘，口渴多汗，食少无力，一切急慢性疾病及失血后引起的休克、虚脱。大补元气，固脱生津，安神。治劳伤虚损，食少，倦怠，反胃吐食，大便滑泄，虚咳喘促，自汗暴脱，惊悸，健忘，眩晕头痛，阳痿，尿频，消渴，妇女崩漏，小儿慢惊，及久虚不复，一切气血津液不足之证。汪昂赞之曰："生甘苦微凉（甘补阳，微苦微寒，又能补阴），熟甘温。大补肺中元气（东垣曰：肺主气，肺气旺，则四脏之气皆旺，精自生而形自盛。十剂曰补可去弱，人参羊肉之属是也。人参补气，羊肉补形），泻火（得升麻补上焦，泻肺火；得茯苓补下焦，泻肾火；得麦冬泻火而生脉；得黄芪、甘草，乃甘温退大热。东垣曰：参、芪、甘草，泻火之圣药，合用名黄芪汤。按烦劳则虚而生热，得甘温以益元气，而邪热自退，故亦谓之泻），益土（健脾）、生金（补肺）。明目，开心益智，添精神，定惊悸（邪火退，正气旺，则心肝宁而惊悸定），除烦渴（泻火故除烦、生津故止渴），通血脉（气行则血行，贺汝瞻曰：生脉散用之者，以其通经活血，则脉自生也，古方解散药、行表药多用之，皆取其通经而走表也），破坚积（气运则积化），消痰水（气旺则痰行水消）。"

白术，别名桴蓟、于术、冬白术、浙术、杨桴、吴术、片术、苍术等，属于菊科、苍术属多年生草本植物，甘、苦，温，具有健脾益气、燥湿利水、止汗、安胎之功效。用于脾虚食少，腹胀泄泻，痰饮眩悸，水肿，自汗，胎动不安。《本经逢原》论述曰："白术甘温味浓，阳中之阴，可升可降，入脾胃二经。生用则有除湿益燥、消痰利水，治风寒湿痹死肌痉疸，散腰脐间血及冲脉为病，逆气里急之功。制熟则有和中补气，止渴生津，止汗除热，进饮食，安胎之效。《本经》主风寒湿痹，死肌痉疸者，正以风、寒、湿三者合而成痹，痹者，拘挛而痛是也。《经》曰：地之湿气感则害人皮筋骨。死肌者，湿毒侵肌肉也。痉者，风寒乘虚客于肝肺肾经所致也。疸者，脾胃虚而湿热瘀滞也。如上诸证，莫不由风、寒、湿而成，术有除此三者之功，故能祛其所致之疾也。止汗除湿进食者，湿热盛则自汗，湿邪客则发热，湿去则脾胃燥，燥则食自消、汗自止、热自除矣。又主大风在身，而风眩头痛，目泪出，消痰水，逐皮肤间风水结肿，除心下急满及霍乱吐下不止，利腰脐间血，益津暖胃，消谷嗜食，得参、苓大补中气，得枳、橘健运饮食。《本经》言，消食作煎饵，留其滓以健运脾气，食自化矣。仲景五苓散，祖《素问》泽术麋衔汤并用生者，但彼兼麋衔以统血，则汗自止；此兼桂枝以通津，则渴自除。洁古枳术丸，祖《金匮》枳实汤，彼用生者以健胃，则逆满自愈。此用熟者以助脾，则饮食自强，且以荷叶裹饭为丸，取清震之气，以鼓克运之力也。盖白术得中宫冲和之气，补脾胃药以之为君，脾土旺则清气升而精微上，浊气降而糟粕输。仲淳有云：白术禀纯阳之土气，除邪之功胜，而益阴之效亏。"

黄芪，为豆科植物黄芪的干燥根茎，甘，微温，具有补气固表、利尿排毒、排脓、敛疮生肌之功效。用于气虚乏力，食少便溏，中气下陷，久泻脱肛，便血崩漏，表虚自汗，气虚水肿，痈疽难溃，久溃不敛，血虚萎黄，内热消渴等症。陈士铎赞之曰："气薄而味浓，可升可降，阳中之阳也，无毒。专补气。入手太阴、足太阴、手少阴之经。其功用甚多，而其独效者，尤在补血。夫黄芪乃补气之圣药，如何补血独效。盖气无形，血则有形。有形不能速生，必得无形之气以生之。黄芪用之于当归之中，自能助之以生血也。夫当归原能生血，何借黄芪，不知血药生血其功缓，气药生血其功速，况气分血分之药，合而相同，则血得气而速生，又何疑哉。或疑血得气而生，少用黄芪足矣，即不少用，与当归平用亦得，何故补血汤中反少用当归而倍用黄芪？不知补血之汤，名虽补血，其实单补气也。失血之后，血已倾盆而出，即用补血之药，所生之血不过些微，安能遍养五脏六腑，是血失而气亦欲失也。在血不能速生，而将绝未绝之气，若不急为救援，一旦解散，顷刻亡矣，故补血必先补气也。但恐补气则阳偏旺而阴偏衰，所以又益之当归以生血，使气生十之七而血生十之三，则阴阳有制，反得大益。生气而又生血，两无他害也。至于补中益气汤之用黄芪，又佐人参以成功者也。人参得黄芪，兼能补营卫而固腠理，健脾胃而消痰食，助升麻、柴胡，以提气于至阴之中，故益气汤中无人参，则升提乏力，多加黄芪、白术，始能升举。倘用人参、白术而减去黄芪，断不能升气于至阴也。故气虚之人，毋论各病，俱当兼用黄芪，而血虚之人尤宜多用。惟骨蒸痨热与中满之人忌用，然亦当临证审量。"

甘草，为豆科植物甘草、胀果甘草或光果甘草的干燥根和根茎，甘，平，具有补脾益气、清热解毒、祛痰止咳、缓急止痛、调和诸药之功效。常用于脾胃虚弱，倦怠乏力，心悸气短，咳嗽痰多，脘腹、四肢挛急疼痛，痈肿疮毒，缓解药物毒性。陈士铎谓之曰："可升可降，阳中阳也。他书说阴中阳者，误。无毒。反甘遂，不可同用，同用必至杀人。入太阴、少阴、厥阴之经。能调和攻补之药，消痈疽疔毒，实有神功。尤善止诸痛，除阴虚火热，止渴生津。但其性又缓，凡急病最宜用之。故寒病用热药，必加甘草，以制桂、附之热。热病用寒药，必加甘草，以制石膏之寒。下病不宜速攻，必加甘草以制大黄之峻。上病不宜遽升，必加甘草以制栀子之动，缓之中具和之意耳。独其味甚甘，甘则善动，吐呕家不宜多服，要亦不可拘也。甘药可升可降，用之吐则吐，用之下则下，顾善用之何如耳。"

茯苓，为多孔菌科真菌茯苓的干燥菌核，味甘、淡，性平，具有利水渗湿、健脾、宁心之功效。用于水肿尿少，痰饮眩悸，脾虚食少，便溏泄泻，心神不安，惊悸失眠等症。《本经逢原》曰："盖茯苓淡渗，上行生津液，开腠理，滋水之源，而下降利小便。洁古谓其属阳，浮而升，言其性也。东垣言其阳中之阴，降而下，言其功也。《经》言，饮食入胃，游溢精气，上输于脾，脾气散精，上归于肺，通调水道，下输膀胱。则知淡渗之性，必先上升而后下降，膀胱气化而小便利矣。若肺气盛则上盛下虚，上盛则烦满喘乏，下虚则痿软弱而小便频。茯苓先升后降，引热下渗，故小便多者能止也。大便泻者，胃气不和，不能分利水谷，偏渗大肠而泄注也，茯苓分利阴阳则泻自止矣。大便约者以膀胱之水不行，膀胱硬满，上撑大肠，故大便不能下通也，宜茯苓先利小便，则大便随出也。至若肺虚则遗溺，心虚则少气遗溺，下焦虚则遗溺，胞遗热于膀胱则遗溺，膀胱不约为遗溺，厥阴病则遗溺，

100

皆虚热也。必上热下寒，当用升阳之药，非茯苓辈淡渗所宜，故阴虚不宜用也。此物有行水之功，久服损人。八味丸用之，不过接引他药归就肾经，去胞中久陈积垢，为搬运之功耳。是以阴虚精滑而不觉，及小便不禁者，皆不可服，以其走津也。其赤者入丙丁，但主导赤而已。其皮治水肿、肤肿、通水道、开腠理胜于大腹皮之耗气也。"

山药，又称薯蓣、土薯、山薯蓣、怀山药、怀山、白山药，甘、平，具有健脾益肾、补气养阴、敛汗、止泻之功效。主治脾虚腹泻，肺虚咳嗽，小便短频，遗精，妇女带下，消渴等症。陈士铎论述曰："治诸虚百损，益气力，开心窍，益知慧，尤善止梦遗，健脾开胃，止泻生精。山药可君可臣，用之无不宜者也，多用受益，少用亦受益，古今颇无异议，而余独有微辞者，以其过于健脾也。夫人苦脾之不健，健脾，则大肠必坚牢，胃气必强旺而善饭，何故独取而贬之？不知脾胃之气太弱，必须用山药以健之，脾胃之气太旺，而亦用山药，则过于强旺，反能动火。世人往往有胸腹饱闷，服山药而更甚者，正助脾胃之旺也。人不知是山药之过，而归咎于他药，此皆不明药性之理也。"

乳香，为橄榄科植物乳香树及同属植物树皮渗出的树脂，辛、苦，温，具有活血行气止痛、消肿生肌之功效。用于胸痹心痛，胃脘疼痛，痛经经闭，产后瘀阻，癥瘕腹痛，风湿痹痛，筋脉拘挛，跌打损伤，痈肿疮疡。《本经逢原》谓之曰："乳香香窜能入心经，活血定痛，故为痈疽疮疡要药，诸痛痒疮皆属心火也。产科诸方多用之，亦取其活血调血之功耳。凡人筋不伸者，熏洗敷药，宜加乳香，其性能伸筋也。疮疽溃后勿服，脓多勿敷，胃弱勿用。"

没药，为橄榄科植物地丁树或哈地丁树的干燥树脂，味辛、苦，性平，具有散瘀定痛、消肿生肌之功效。常用于胸痹心痛，胃脘疼痛，痛经经闭，产后瘀阻，癥瘕腹痛，风湿痹痛，跌打损伤，痈肿疮疡等病症的治疗。《本经逢原》谓之曰："乳香活血，没药散血，皆能止痛消肿生肌，故二药每每相兼为用。凡刃伤打损坠马，并宜热酒调服。若妊妇胎气不安勿用，产后恶露去多腹中虚痛，痈疽已溃而痛，及筋骨胸腹诸痛，若不因瘀血者，皆不可服。"

露蜂房，为胡蜂科昆虫黄星长脚黄蜂或多种近缘昆虫的巢，味甘，性平，具有祛风、攻毒、杀虫、止痛、抗过敏之功效。用于治疗祛风镇痛，攻毒散结，杀虫止痒等症。《本草便读》曰："入阳明而质毒，疗疮瘰宜求，味咸苦而性平。癫痫顽风可治。风虫牙痛，水漱为良。附骨痈疽，制方可采。虽本经可治惊痫诸邪，而服食总宜审详慎用。露蜂房生山林树木间。大小不一。得雨露之气。故名露蜂房。味咸苦，微甘微辛，性平有毒，入阳明经。其用无论内服外敷，皆是以毒攻毒。去风痹、死肌，杀虫治疮，然亦止可外治。虽其功能治一切附骨疔疽乳岩等证，毒根连及脏腑者可用此拔之。但总属有毒之品，不必为此侥幸之图，而为内服之药耳。"

乌药，为樟科植物乌药的干燥块根，味辛，温，具有行气止痛、温肾散寒之功效。用于寒凝气滞，胸腹胀痛，气逆喘急，膀胱虚冷，遗尿尿频，疝气疼痛，经寒腹痛等症。汪昂曰："能疏胸腹邪逆之气。一切病之属气者皆可治。气顺则风散，故用以治中气、中风（厥逆、痰壅、口噤、脉伏，身温为中风，身冷为中气。又有痰为中风，无痰为中气。《局方》治此，亦用乌药顺气散。许学士云：暴怒伤阴，暴喜伤阳，忧愁不已，气多厥逆。往往得中气之证，不可作中风治），及膀胱冷气，小便频数，反胃吐食，宿食不消，泻痢霍乱，女人血凝气滞。小儿蛔虫，外如疮疖疥疬，皆成于血逆，理气亦可治之。疗猫、犬百病。气虚、气热者忌用（时珍曰：四磨汤治七情郁结上气喘急者，降中兼收，泻中兼补也。方用人参、乌药、沉香、槟榔，各浓磨汁七分合煎。缩泉丸，用同益智，等分为丸，治虚寒便数者，取其通阳明、少阴也）。"

泽兰，为唇形科植物毛叶地瓜儿苗的干燥地上部分，苦、辛，微温，具有活血调经、祛瘀消痈、利水消肿之功效。用于月经不调，经闭，痛经，产后瘀血腹痛，疮痈肿毒，水肿腹水等症。《本经逢原》曰："泽兰入足太阴、厥阴血分，专治产后血败流于腰股，拘挛疼痛，破宿血，消癥瘕，除水肿、身面四肢浮肿。《本经》主金疮、痈肿，疮脓，皆取散血之功，为产科要药也。更以芎、归、童便佐之，功效胜于益母。"

薏苡仁，为禾本科植物薏苡的干燥成熟种仁，味甘、淡，性凉，具有利水渗湿、健脾止泻、除痹、排脓、解毒散结之功效。可用于水肿，脚气，小便不利，脾虚泄泻，湿痹拘挛，肺痈，肠痈等症。《本经逢原》曰："薏苡甘寒，升少降多，能清脾湿，祛肺热及虚劳咳嗽。肺痿肺痈，虚火上乘，皆宜用。为下引又能利筋去湿，故《本经》治久风湿痹，拘急不可屈伸之病。盖治筋必取阳明，治湿必扶土气，其功专于利水，湿去则脾胃健，而筋骨利、痹愈，则拘挛退，而脚膝安矣。然痹湿须分寒热，盖寒则筋急，热则筋缓，大筋受热，弛纵则小，筋缩短而挛急不伸，故宜用此。若因寒筋急而痛者，不可用也。其治虚人小便不利，独用数两，水煎数沸服之即通。若津枯便秘，阴寒转筋及妊娠禁用，以其性专下泄也。取根捣汁，治蛔攻心痛，生根下三虫。又肺痈，以根汁冲无灰酒服，初起可消，已溃可敛，屡效。"

白芷，为伞形科植物白芷或杭白芷的干燥根，味辛，性温，具有解表散寒、祛风止痛、通鼻窍、燥湿止带、消肿排脓、祛风止痒之功效。可用于治疗风寒感冒，头痛、牙痛、风湿痹痛，鼻渊，带下证，疮痈肿毒等症。《本经逢原》曰："白芷辛香升发，行手阳明。性温气浓，行足阳明。芳香上达，入手太阴。为解利阳明风热头痛，及寒热头风，侵目泪出之要药。其所主之病不离三经：如寒热头风，眉棱骨痛，头目齿痛，三经之风热也。漏下赤白，痈疽，头面皮肤风痹燥痒，三经之湿热也。风热者辛以散之，湿热者温以除之。都梁丸治崩漏赤白，深得《本经》之旨。性善祛风，女人漏下赤白，皆风入胞门所致。辛香入脾，故又能散温，血闭阴肿及寒热头风，侵目泪出，总取辛散利窍之功。其长肌肤，润泽颜色者，则有排脓长肉之力，所以外科用之。痘疹起胀，连皮肿者，于解毒药内用之，预杜将来发痒之患。今人用治肠痈，有败脓淋露不已，腥秽殊甚，遂致脐腹冷痛，须此排脓，脓尽乃以他药补之。烧烟辟虫蛇。为末，新汲水调，频灌解蛇毒内攻，和胆矾、麝香掺蛇伤溃烂。但性温而升，味苦而散。故呕吐因于热者、漏下赤白因于火者勿用。痈疽溃后亦宜渐减，以其能耗胃气也。"

桔梗，为桔梗科植物桔梗的干燥根，味苦、辛，性平，具有宣肺、利咽、祛痰、排脓的功效。用于咳嗽痰多，胸闷不畅，咽痛音哑，肺痈吐脓等症。《本经逢原》曰："桔梗上升清肺气，利咽喉，为肺部引经，又能开发皮腠，故与羌、独、柴胡、为解表药。与甘草同为舟楫之剂，诸药有此一味不能下沉也。伤寒邪结胸胁，则痛如刀刺，邪在中焦则腹满肠鸣幽幽。辛甘升发，苦淡降泄，则邪解而气和矣。其主惊恐悸气者，心脾气郁不舒，用以升散之也。朱肱用桔梗治胸中痞满，总不出《本经》主治，仲景治寒实结胸，同贝母、巴豆，取其温中消谷破积也。治肺痈唾脓血，用桔梗、甘草，取排脓而清浊气也。治少阴证，二三日咽痛，用甘桔汤，取其调寒热通阴气也。《千金方》治喉痹毒气，桔梗二两，水煎顿服。加甘草、连翘、荆、防名如圣汤，通治咽喉诸病。桔梗有甘、苦二种，甘者曰荠苨，《千金》治强中为病，茎长兴发，不交精出，取其能升解热邪于上也。又干咳嗽乃痰火之邪郁在肺中，亦宜甘以润之。痢疾腹痛乃肺金之气郁在大肠，则宜苦以开之。甘升而苦降也。此药升降诸气，能入肺使诸气下降，俗泥为上升而不能下行，失其用矣。痘疹下部不能起发，为之切忌，以其性升，能阻药力于上，不得下达也。惟阴虚久嗽不宜用，以其通阳泄气也。其芦吐膈上风热实痰，生研末，白汤调服二三钱，探吐之。"

玄参，玄参科植物玄参及北玄参的根，甘、苦、咸，微寒，具有清热凉血、滋阴降火、解毒散结之功效。用于治疗温热病热和营血，身热，烦渴，舌绛，发斑，骨蒸劳嗽，虚烦不寐，津伤便秘，目涩昏花，咽喉喉肿痛，瘰疬痰核，痈疽疮毒等症。《本经逢原》曰："入足少阴肾经，主肾水受伤，真阴失守，孤阳无根，亢而僭逆，咽喉肿痛之专药。又治伤寒阳毒，汗下不解，发斑咽痛，心下懊，烦不得眠，心神颠倒欲绝者俱用。玄参专清上焦氤氲之气、无根之火。《本经》治腹中寒热积聚，女子产乳余疾，并可清有形热滞，故消瘰疬结核。治目赤肿痛，《本经》又云，补肾气，令人明目，不特治暴赤肿痛。总皆散清火之验也。但其性寒滑，脾虚泄泻者禁用。"

栀子，是茜草科植物栀子的果实，苦，寒，具有泻火除烦、清热利湿、凉血解毒、外用消肿止痛之功效。用于热病心烦，湿热黄疸，淋证涩痛，血热吐衄，目赤肿痛，火毒疮疡，外治扭挫伤痛等症。陈士铎曰："可升可降，阴中阳也，无毒。入于肝、肺，亦能入心。有佐使之药，诸经皆可入之。专泻肝中之火，其余泻火，必借他药引经而后泻之也。止心胁疼痛，泻上焦火邪，祛湿中之热，消五瘅黄病，止霍乱转筋赤痢。用之吐则吐，用之利则利。可为臣佐之药，而不可以为君。虽然山栀未尝不可为君也。当两胁大痛之时，心君怫乱之后，苟不用山栀为君，则怫逆急迫，其变有不可言者矣，用山栀三五钱，附之以甘草、白芥子、白芍、苍术、贯众之类，下喉而痛立止，乱即定，其神速之效，有不可思议者。然则山栀又似君臣佐使而无不宜者，要在人善用之，而非可拘泥也。"

薄荷，为唇形科植物薄荷的全草或叶，味辛，性凉，具有疏散风热、清利头目、利咽透疹、疏肝行气之功效。可用于外感风热，头痛，咽喉肿痛，食滞气胀，口疮，牙痛，疮疥，瘾疹，温病初起，风疹瘙痒，肝郁气滞，胸闷胁痛等症。陈士铎谓之曰："浮而升，阳也。无毒。入肺与包络二经，又能入肝、胆。下气冷胀满，解风邪郁结，善引药入营卫，又能退热，但散邪而耗气，与柴胡同有解纷之妙。然世人只知用柴胡，不知薄荷者，以其入糕饼之中，轻其非药中所需也。不知古人用入糕饼中，正取其益肝而平胃，况薄荷功用又实奇乎。惟前人称其退骨蒸之热，解劳乏之困，乃未免虚张其辞。余尝遇人感伤外邪，又带气郁者，不肯服药，劝服薄橘茶立效。方用薄荷一钱、茶一钱、橘皮一钱，滚茶冲一大碗服。存之，以见薄荷之奇验也。"

皂角刺，为豆科植物皂荚的干燥棘刺，味辛，性温，具有消肿托毒、排脓、杀虫之功效。常用于痈疽初起或脓成不溃，外治疥癣麻风等症。《本经逢原》曰："皂角刺治风杀虫，与荚略同，但其锐利直达病所为异。其治痘疹气滞不能起顶灌脓者，功效最捷。而气虚者慎勿误用，恐透表过锐反生虚泡也。若血滞不能起顶灌脓，又需鲮鲤，当非角刺所宜。《丹方》治大风恶疾，眉落鼻崩，用皂角刺三斤烧灰为末，食后煎大黄汤调一匕服之，不终剂而愈。肿疡服之即消，溃疡服之难敛，以其性善开泄也。"

石膏，为含水硫酸钙的矿石。味甘、辛，大寒。生用具有清热泻火，除烦止渴之功效；煅用具有敛疮生肌，收湿，止血之功效。常用于外感热病，高热烦渴，肺热喘咳，胃火亢盛，头痛，牙痛等症。《本经逢原》曰："古人以石膏、葛根并为解利阳明经药。盖石膏性寒，葛根性温，功用讵可不辩。葛根乃阳明经解肌散寒之药，石膏为阳明经辛凉解热之药，专治热病，大渴引饮，自汗头痛，尿涩便闭，齿浮面肿之热证，仲景白虎汤是也。东垣云，立夏前服白虎，令人小便不禁，降令大过也。今人以此汤治冬月伤寒之阳明证，服之未有得安者，不特石膏之性寒，且有知母引邪入犯少阴，非越婢，大青龙，小续命中石膏佐麻黄化热之比。先哲有云：凡病虽有壮热而无烦渴者，知不在阳明，切勿误与白虎。《本经》治中风寒热，是热极生风之象。邪火上冲，则心下有逆气及惊喘。阳明之邪热甚，则口干舌焦不能息。邪热结于腹中，则坚痛。邪热不散，则神昏谵语，等乎邪鬼。解肌散热，外泄则诸症自退矣。即产乳金疮亦是郁热蕴毒，赤肿神昏，故可用辛凉以解泄之，非产乳金疮可泛用也。其《金匮》越婢汤治风水，恶寒无大热，身肿自汗不渴，以麻黄发越水气，使之从表而散；石膏化导胃热，使之从外而解。如大青龙、小续命等剂，又不当以此执泥也。至于三黄石膏汤，又伊芳尹三黄、河间解毒，加入石膏、麻黄、香豉、姜、葱，全以麻黄开发伏气，石膏化导郁热，使之从外而解。盖三黄石膏之有麻黄，越婢、青龙、续命之有石膏，白虎之加桂枝，加苍术，加人参，加竹叶、麦门冬，皆因势利导之捷法。《千金》五石丸等方，用以解钟乳、紫白石英、石脂之热性耳。《别录》治时气头痛身热，三焦大热，皮肤热，肠胃中热气，解肌发汗，止消渴烦逆。腹胀，暴气喘息咽热者，以诸病皆由足阳明胃经邪热炽盛所致，惟喘息略兼手太阴病，此药能散阳明之邪热，阳明热邪下降，则太阴肺气自宁，故悉主之。粗理黄石破积聚，去三虫。《千金》炼石散，醋水飞，同白蔹、鹿角治石痈，以火针针破敷之。"

天南星，为天南星科植物天南星、异叶天南星或东北天南星的干燥块茎。生天南星具有散结消肿的功效，外用治痈肿，蛇虫咬伤。制天南星具有燥湿化痰、祛风止痉、散结消肿的功效。用于顽痰咳嗽，风痰眩晕，中风痰壅，口眼㖞斜，半身不遂，癫痫，惊风，破伤风；外用治痈肿，蛇虫咬伤等症。汪昂曰："能治风散血（《是斋方》：南星、防风等分为末，治破伤风、刀伤、扑伤如神，名玉真散。破伤风者，药敷疮口，温酒调下二钱；打伤至死，童便调灌二钱，连进三服必活）；气温而燥，能胜湿除痰；性紧而毒，能攻积拔肿，补肝风虚（凡味辛而散者，皆能补肝，木喜条达故也），为肝、脾、肺三经之药。治惊痫风眩（丹溪曰：无痰不作眩），身强口噤，喉痹舌疮，结核疝瘕，痈毒疥癣，蛇虫咬毒（调末箍之），破结下气，利水堕胎，性更烈于半夏（与半夏皆燥而毒，故堕胎。半夏辛而能守，南星辛而不守。然古安胎方中，亦有用半夏者），阴虚燥痰禁用。"

延胡索，又名：延胡、玄胡索、元胡索、元胡等，为罂粟科植物延胡索的干燥块茎，辛、苦，温，具有活血、行气、止痛的功效。用于胸胁、脘腹疼痛，胸痹心痛，经闭痛经，产后瘀阻，跌扑肿痛等症。《本经逢原》谓之曰："延胡索色黄入脾胃，能活血止痛，治小便溺血。得五灵脂同入肝经散血破滞。《炮炙论》曰：心痛欲死，急觅延胡，以其能散胃脘气血滞痛也。概当归、芍药调腹中血虚痛，延胡、五灵治胸腹血滞痛。又延胡善行血中气滞，气中血滞，与当归、桂心治一身上下诸痛，及经癸不调，产后血病，往往独行多功，杂他药中便缓。按延胡走而不守，惟有瘀滞者宜之，若经事先期，虚而崩漏，产后血虚而晕，咸非所宜。"

鲫鱼，俗名鲫瓜子、月鲫仔、土鲫、细头、鲋鱼、寒鲋、喜头、鲫壳、河鲫，味甘，性平，具有健脾利湿之功效。主治脾胃虚弱，纳少无力，痢疾便血，水肿，淋病，痈肿，溃疡。《本经逢原》曰："诸鱼性动属火，惟鲫鱼属土，有调胃实肠之功。故有反浓朴之戒，以浓朴泄胃气，鲫鱼益胃气。故《大明》言温中下气。保升言止痢浓肠，皆言其补益之功也。生捣涂痰核乳痈坚肿。"

第七章　乳腺癌的饮食调养

中医有"药食同源"之说，"药食同源"有两层含义，一是指许多食物即药物，它们之间并无绝对的分界线，如《太素》中提到"空腹食之为食物，患者食之为药物"，《神农本草经》记载的上品药物多具有"药食同源"的特性，这部分药物的特点是药性平和，即可入药也可入食，副作用小；二是指中药与食物之间是"同源"的关系，中药的"四气"、"五味"理论运用到食物之中，认为每种食物也具有"四气"、"五味"，可根据各人不同的体质或不同的病情，选取具有一定保健作用或治疗作用的药物或食物，通过合理的烹调加工即是食疗之法。

不良的饮食习惯能导致乳腺癌的发生，但良好的饮食习惯在乳腺癌的治疗过程中能起到正面作用。饮食经脾胃运化腐熟而生成气血，气血为生命活动提供了动力，为正气抵抗邪气恢复机体提供了基础，所以乳腺癌的饮食调养显得尤为重要，合理的饮食治疗可起到防病治病、辅助药物治疗的作用。

饮食调养方法的制定具有个体化的特点，需要根据不同的病因病机及疾病发展或康复阶段，调整方案，才能起到正确的促进作用。

饮食调养总原则为：清淡、少油腻、高纤维素饮食；均衡膳食，食物种类丰富多样、新鲜为宜；膳食为主，补品为辅；低脂肪、低胆固醇、优质蛋白质饮食；饮食有节，以天然食物、野生为好，少食精加工和人工复制食品；合理进补提高免疫力的食品，如水稻、小麦、玉米、驴肉、瘦猪肉、白菜、青菜、花菜、油菜、卷心菜、菠菜、空心菜、生菜、黄花菜、冬笋、莴苣、茭白、冬瓜、丝瓜、黄瓜、西红柿、山药、海蜇、紫菜、海带、生姜、白木耳、黑木耳、百合、薏苡仁、莲子、山楂、苹果、枇杷、猕猴桃、桃子、甘蔗、杏、枣、开心果、核桃、牛奶等。禁食辛辣及刺激性食品，如辣椒、芥末、咖喱、葱、韭菜、大蒜、浓茶、浓咖啡等；戒烟酒，禁食霉变、腌渍、油炸食品，禁食烟熏、烧烤食品。

一、按病因病机进行饮食调养

乳腺癌有多种病因，主要以正气不足，气血亏虚，五脏失调为主。肝主疏泄，主调节情志，疏调气血，协调女子月经及乳腺功能。脾为后天之本，运化水谷精微而输布全身，亦滋养乳腺。肾为先天之本，是阴阳之根本，肾能藏精，肾精是生命之本源，濡养脏腑，对胞宫和乳腺的发育及生理功能起着重要的调节作用。肝脏对气机的调节起着重要作用，肝的功能正常则气机疏通、畅达，情志异常引起肝的生理功能失常，导致肝失疏泄，气滞血瘀，亦能影响脾之健运，脾的生理功能失常，聚湿为疾，痰瘀内生，渐致痰浊与瘀血互结，聚于乳腺。又脾主思虑，忧思伤脾，脾运不健，气血无以化生，乳腺失于滋养，气虚血瘀，亦可为病。肾虚精怯，天癸不充，肾精不得上行荣乳，乳房失养，遂生癌病。若肝、脾、肾长期亏损，气血亏虚、气滞、精亏，日久可导致痰瘀等病理产物堆积，继而乳腺脉络闭阻，变生乳疾，体内阴亏毒凝，癌毒积聚，易发为乳癌。肺主气而朝百脉，助心行血，故肺功能的异常也可影响全身气血的运行，从而影响乳房疾病的发生。乳房属足阳明胃经，阳明经多气多血，病在阳明，气血亏损，致经络不通，气血瘀滞，积久亦成癌。

对于偏正气不足，气血亏虚者，可于食疗方案中加人参、黄芪、当归益气养血，扶正祛邪，实验研究表明，扶正补益中药有提高机体免疫力作用，转而能抑制癌细胞的活力，甚至促使癌细胞凋亡，因此，扶正药物在乳腺癌的饮食调养中应贯穿始终。对于肝郁气滞者，可于食疗方案中加入玫瑰花、青皮、陈皮疏肝理气。对于脾胃气虚者，以黄芪、人参、白术、莲子健脾益气，补脾和胃，促进脾胃运化。对于脾胃阴虚者，可用麦冬、百合、沙参滋阴益胃，养阴润燥。对于肾阳虚者，当选用杜仲、巴戟天、羊肉、韭菜子等温摄肾阳，补充阳气。对于肾阴虚者，当选用枸杞、牛膝、熟地等滋养肾阴，填充精髓。对于肺气不足者，可用黄芪、人参补益肺气，肺卫气足，则正气充盈。

二、按疾病症状进行饮食调养

在放化疗期间，病人免疫力低下，合理的饮食调养不仅可以改善味觉补充营养，而且可以增强体质、提高免疫力。病人在实施化疗期间，常伴有骨髓抑制及胃肠道反应，化疗期间的饮食应丰富多样，注意食物的色香味搭配，以增进食欲，饮食以稀软、宜消化为宜，少食多餐，食物中可适当增加富含蛋白质、提高免疫力的食品。放疗时易耗伤阴津，故宜食甘凉滋润之品，如杏仁霜、批杷果、白梨、乌梅、莲藕、荸荠等。

如果手术造成气血脉络损伤，导致经脉阻塞不通，气血亏虚，气虚不能行血，脉络瘀阻，气虚脾胃运化功能失司，津液不能循经而行，溢于脉外而成形成患肢肿胀、疼痛者，可仿照补阳还五汤，治以益气活血化瘀。可在饮食中加入大量黄芪以补气生血，同时配合桃仁、芍药、当归、牛膝等活血化瘀。

放化疗后常见症状，如嗳气呃逆、恶心呕吐、心烦不宁、神疲体倦，大便失常，舌体胖大、边有齿痕，舌苔薄，脉细弱。此症状属脾失健运，胃内浊气不降。可以仿照六君子汤之法，以健脾益气，和胃降逆。可以在饮食中加入太子参、白术、茯苓、黄芪、陈皮、佛手、焦三仙等。如厌食，恶心，四肢酸困乏力，嗜睡，症状病机为湿阻中焦，脾失健运。可以仿照藿朴夏苓汤法，治以利湿化浊，健运脾气。可以在饮食中加入藿香、茯苓、佩兰、紫苏、苍术、陈皮、石菖蒲等。如头晕眼花，口干唇燥，牙龈肿胀，咽喉疼痛，虚烦不寐，大便秘结，小便短赤，舌质红无苔，脉细数。证属阴虚津伤。可以仿照沙参麦冬汤，治以宜益气养阴，和血润燥。可以在饮食中加入沙参、麦冬、生地、知母、天花粉、太子参生龟板、鳖甲、陈皮、生甘草等。如放疗后舌红光剥，咳嗽频频，可以仿照清燥救肺汤，至以益气养阴、清肺救燥，可以在饮食中加入百合、麦冬、枇杷、杏仁、芝麻等。

放化疗使机体骨髓造血功能受到抑制，白细胞数下降，临床表现为：心悸气短，毛发脱落，四肢酸困，月经延期、量少色淡或闭经，唇舌色淡，舌苔薄白，脉细弱无力。症状为气血两虚，正气不足。可以仿照十全大补汤，治以气血双补、滋补肝肾。可以在饮食中加入黄芪、党参、当归、熟地、黄精、龟板胶、阿胶、枸杞子、茜草、女贞子等。

如放疗并发患肢水肿，因局部脉络阻滞、血行不畅，而出现上臂刺痛、舌紫暗等症，证属瘀血内阻。可以仿照身痛逐瘀汤，治以疏通经络，散瘀行滞。可以在饮食中加入桃仁、红花、当归、川芎、白芍、玫瑰花等。

放化疗期间损伤气阴，气血无力推动，加之长期卧床，易导致便秘。饮食调养时当食用容易消化的饮食，少食多餐，食物应多样化，不吃酸渍、盐腌、霉变、烟熏、色素、香精，不喝烈性酒，适量补充水果、蔬菜、粗粮、豆类等含纤维素食物及蜂蜜、芝麻、核桃、干枣、杏仁等润肠通便食物的摄入，以润肠道，促进排便。

乳腺癌放化疗后恢复期，邪气不盛，正气亦衰，出现乏力，气短，饮食不馨等症状，可常以银耳、大枣、薏米、莲子之类作做或羹汤，以起到益气健脾、化湿祛痰之作用。恢复期饮食调养当严格按照饮食原则及饮食禁忌合理安排饮食；食谱中经常搭配一些防癌、抗癌食品，如魔芋、芹菜、花菜、甘薯、觅菜、蘑菇、木耳、海带、大白菜；饮食中补充防癌、抗癌之水果，如猕猴桃、香蕉、苹果、甘蔗、草莓；饮食中尽量多添加富含维生素及高纤维素食品，如黄豆、玉米、绿豆、糙米、麸皮；少食其有食品添加剂的食物及含农药食物，如豆芽、人工饲养鸡鸭鱼；适当进补提高免疫力的食品，如甲鱼、鲫鱼、鸡蛋、牛奶；烹调食物宜低温、少油，尽量避免高温油炸，同时应少用刺激性调味品，如肉桂、花椒、茴香等，可适当加些醋，起到软坚散结的功效，辅助治疗后的恢复。

中医对于乳腺癌的认识是合理科学的，它的整体观和辨证论治思想，对于指导药物治疗和患者的饮食调养具有重要意义。饮食调养平和而持久，融入患者生活中，令患者术后体质恢复加快，临床症状改善明显，生命质量得到提高，降低复发转移率，提高远期存活率，使生存期延长，并且无明显的毒副作用，适应范围广，几乎适用于任何乳腺癌患者，值得推广。

第八章　佛医防治乳腺肿瘤

在浩鸿的中国医学的宝库中，除了儒家的中医学外，还有中国的佛医学、道家医学、少数民族医学（如藏医学等）其中中国佛医学独树一帜。

佛医学是指以四大、三学等佛学理论为指导，以悟证论证、调理心神、注重饮食为特征，以启迪无上智慧、改善思想境界、追求永恒真理为目标，最终达到人体内外环境全面协调的医药学体系。由于佛医学的理、法、方、药等理论框架和临床诊疗体系主要是在中国形成的，因此，我们所说的佛医学，实际上就是指中国佛医学。

佛医对乳腺癌的认识有自己独特的体系。在乳腺癌的病因上，认为乳腺癌病因分为内在因缘和外在因缘两种。外在因缘简单说是因为外在原因引起的，如器物造成乳房损伤或寒热所伤等。内在因缘包括饮食不节、饥饱失常或四大不调，造成身体损伤，渐生乳腺癌。

饮食不节、饥饱失常指饮食不节制，恣意进食、饮酒，每至饱闷方止，或因瘦身等原因减少饮食，饥肠辘辘。早在两千多年前，佛陀就告诫弟子饮食过饱或者饮食衰少的对人体的损害，如《增一阿含经》记载："若过分饱食，则气急身满，百脉不调，使心壅塞，坐卧不安，又减少食则身羸，意虑不固。"饮食不节包括饮酒不节制，饮酒是佛家戒律之一。酒能乱性，也可生病，过量饮酒可导致酒毒而引起各种疾病，对灵性肉体也造成感知障碍，故佛家禁止饮酒，如在《大智度论》中说"酒会失去觉知之相，身心恶浊，智心动乱。惭愧已劫，失念而增嗔心，失观而毁宗教族。如是虽名为饮，实为死毒。不可嗔而嗔，不可笑而笑，不可哭而哭，不可打而打，不可语而语，与狂人无异，夺诸善功德，知愧者不饮"，并且阐述饮酒的弊端多达三十五条。当然佛医并非完全否定酒的作用，也了解酒能破冷、通经，所以有时候允许以酒做药服用。

在《佛说佛医经》中，佛陀详细阐述了四大不调的发病。人身依据地、水、火、风的四大不调有四百零四病，认为风势增大就会增气，火大变强则增热，水大增寒，地大增力。从正月到三月，一般认为寒转强；夏天是风强，万物繁荣；秋天万物成熟，热气增多；冬天万物衰亡，热气离去，寒气渐增。四大与四时和人体关系密切，四大调和则四时和顺，身体健康，四大不调则万物生长不顺，身体也会产生疾病。

以上观点与中医对疾病的认识有一定的相似度，此为佛医对于乳腺癌的病因还强调有报应因缘发病和鬼魔发病。

报应因缘发病简称业障病或业病。在《摩诃僧祇律》中，将疾病分为前世报应引起的疾病或者现世发生的疾病，又将现世疾病分为五脏不调引起的疾病和兵刃、跌仆等外伤疾病。本经在叙述前世报应时，认为业病就是前世的恶业报应作祟，前世作恶，则于现世在身体上就会出现各种疾病，需要忏悔治疗，旨在规范个人道德，弃恶扬善，保持个人操守。

鬼病指所谓鬼的虚构怪物进入人体，引起疾病。魔病指的是恶魔进入人体伤害人心，使人产生种种邪念。虽然鬼魔是不存在的，但这其实反映的是心理疾病，是佛医对心理疾病的一种认识，心理疾病、情志不顺在乳腺癌的发病中占有重要地位。

在认识心理疾病上，佛教认为人生就是痛苦，苦谛就是生命观的基石。生、老、病、死，苦谛之中，痛苦有二：一是身病，从头到脚，从里到外，四大不调，众病交攻，十分痛苦；二是心病，内心忧愁悲戚，十分苦恼，痛苦的根本就是烦恼。

烦恼是佛医认为心理疾病的根本病因。狭义化的烦恼接近中医的内伤七情的病因，是现代医学心理社会因素致病所表现出的身心不适症状。通常讲烦恼是一种负面情绪，烦是内外骚扰、情绪不宁；恼是思绪紊乱、心境波动。烦恼能从根本上骚扰人的正常身心活动，是一种杂合致病的疾病病因，包括悲、忧、怒、思、恐等共同组合而成的一种心境，常伴有胸胁胀痛，心烦失眠，烦躁易怒，甚至晕厥、中风等。

而广义上的烦恼则范围扩大很多，不仅限于疾病，泛指一切与智慧相反方面的心理精神状态及因果关系。由此，众生皆具烦恼，内容广泛而深奥，故以"烦恼海"喻之，如《华严经》所说"众生没在烦恼海，愚痴见浊甚可怖"。烦恼也被翻译成"惑"，被认为是扰乱众生身心致使发生迷惑（认知过程）、情绪上的苦恼（情感过程）等精神作用的总称。在人生与社会中，烦恼被认为是苦的更有，是佛医学认为心理疾病的主要病因。烦恼有多种分类，可概括为两个层次，即本烦恼和随烦恼。本烦恼指一切烦恼生起的根本，又可分为俱生烦恼（先天而来）、现熏烦恼（后天所获），两者各五种，随烦恼又分为小随烦恼十种、中随烦恼二种、大随烦恼八种。

俱生烦恼有五种：贪嗔痴慢疑，其中以贪嗔痴三者为主，又称三毒。贪是指人的贪心欲望，对色声香味触五种尘境，或财色名食睡五种可欲境的执着贪求的妄心。人们在贪心的支配下，对各种欲望过分追求，以满足自身，求之不得时，常会产生各种社会问题及心理问题。如明代儿科医家陈复正在《幼幼集成》中谈道："有痴由贪起，利令智昏者……凡此耗本伤元。"贪欲过度，耗伤心神，引起心理问题，同时影响身体，耗伤元气，可导致乳腺癌。嗔指对不顺心的事物不能忍受，生起愤怒，如《华严经》所说"一念嗔心起，八万障门开"。过怒伤肝，肝主疏泄，疏泄不利，气机郁滞，气血不行而易成乳腺癌。

　　烦恼致病首伤气机，次伤血脉，治疗时可以用药物疏肝养脾，调和气血。著名佛医著作《竹林寺女科》中对药物治疗乳腺癌有详细描述："乳岩属肝脾二脏郁怒，气血亏损，故初起小核结于乳内，肉色如故。其人内热夜热，五心发热，肢体倦瘦，月经不调。用加味逍遥散（方见前产门不闭条中）、神效瓜蒌散（方见上乳痈条中）、加味归脾汤多服自消。若积久渐大岩色赤出水，内溃深洞为难疗，宜银花汤。未成者消，已成者溃，已溃者收功。"继承前人用药经验，提倡以加味逍遥散、神效瓜蒌散、加味归脾汤等治疗，并且创方银花汤治疗乳腺癌溃破者。

　　除药物治疗外，佛医还提倡用瑜伽、禅定进行身心条件，以治愈疾病。心身疾病在西方国家尤其明显，在药物等治疗效果不理想的情况下，西方科学家开始对瑜伽、禅定及中医的气功等进行研究，经过 20 年左右的实验和研究，肯定了其科学性和医疗价值。美国哈佛大学医学院的班森医生认为：当产生紧张和忧虑时，我们的身体的整体反应可称为"或战或逃反应"，这一组非自律神经的反应，令我们心跳加速、气喘、肌肉紧张、手心出汗等。这一种反应基本上具有保存我们生命的功能价值，使我们的祖先在困难的环境中存活率更高。然后在人类的进化过程中，我们的"或战或逃反应"过盛，以致在现今紧张的生活中，我们很容易处于焦虑惶恐的状态，而引起各种问题。瑜伽或禅定会产生一种"松弛反应"，我们的心态减慢、呼吸舒缓、肌肉放松、手心干爽，从而保持身心舒畅，减少疾病的发生发展。

　　从上可以看出，佛医学在治疗因心理问题引起的乳腺癌时，有其独特的一面。这主要表现在：①心理问题的调理与治疗是佛医最重要的长项，这是其他医药学所无法与之比拟的；②佛医的禅定和瑜伽是调理情绪、塑造人格的重要手段和方法，这是其他医学所难以具备的；③虔诚的佛教信仰，是净化身心、纾解焦虑的灵丹圣药；④佛医的哲学思想和理论基础，对心理问题的治疗能够起到极其重要的指导作用；⑤佛医的方药对心理疾病的康复具有比较显著的临床效果。此外，诵读、佛咒、听经、弘法等活动，在某种程度上也都能够对人类的心理疾病起到较好的治疗作用，所以佛医是从信仰、理论、修禅、瑜伽、诵经、方药等多层次、多角度治疗心理问题导致的乳腺癌的，具有非常突出的优势和特色。